胎盤力でかがやく人生をあなたへ

# 女医たちがすすめる 心とカラダを整えるプラセンタ

精神科医 上田容子 皮膚科医 渡邊千春 著
一般財団法人 日本胎盤臨床医学会 監修

# まえがき

プラセンタは美容と健康にすばらしい働きをしてくれる、まさに女性にとっての「救世主」のような存在です。

私たち二人は、それぞれ心療内科・精神科、皮膚科・美容皮膚科とジャンルは違いますが、どちらもプラセンタを治療に取り入れており、かつ自らも長年にわたって愛用しています。プラセンタの熱心なファンといってもいいかもしれません。

プラセンタは厚労省の認可する治療薬であると同時に、美容・アンチエイジングにも効果があり、気持ちを明るくし、元気を出してくれるという働きもしてくれます。

また、数々の病気の改善や予防にもマルチにパワーを発揮します。

まさに現代女性のニーズにぴったりのエッセンスといえるでしょう。

知名度も年々上がってきていて、プラセンタ療法を受ける人はここ数年で一気に増えてきています。

また化粧品やサプリメントなど、プラセンタを使った商品も実にさまざまなものが発売されています。

その一方で、「プラセンタ」とはどんなものか、正しく理解されていない現状もあるようです。

本書はプラセンタについて正しく理解してもらうとともに、その魅力を多くの方に知っていただくために、「一般財団法人　日本胎盤臨床医学会」の協力も得ながら、二人で分担して書き上げました。

私たちは共にプラセンタ療法の学会である「日本胎盤臨床医学会」の会員で、現在は理事を務めています。

それぞれの臨床経験と、学会における学術研究というバックグラウンドを元に、プラセンタについてできるだけわかりやすく、解説いたします。

私たちとともに、プラセンタで若々しく、美しく、明るい毎日を目指しませんか？

神楽坂ストレスクリニック　院長　上田容子
千春皮フ科クリニック　院長　渡邊千春

ようこそプラセンタの世界へ

# 私たちがナビゲートします!

千春皮フ科クリニック院長

## 渡邊千春 先生

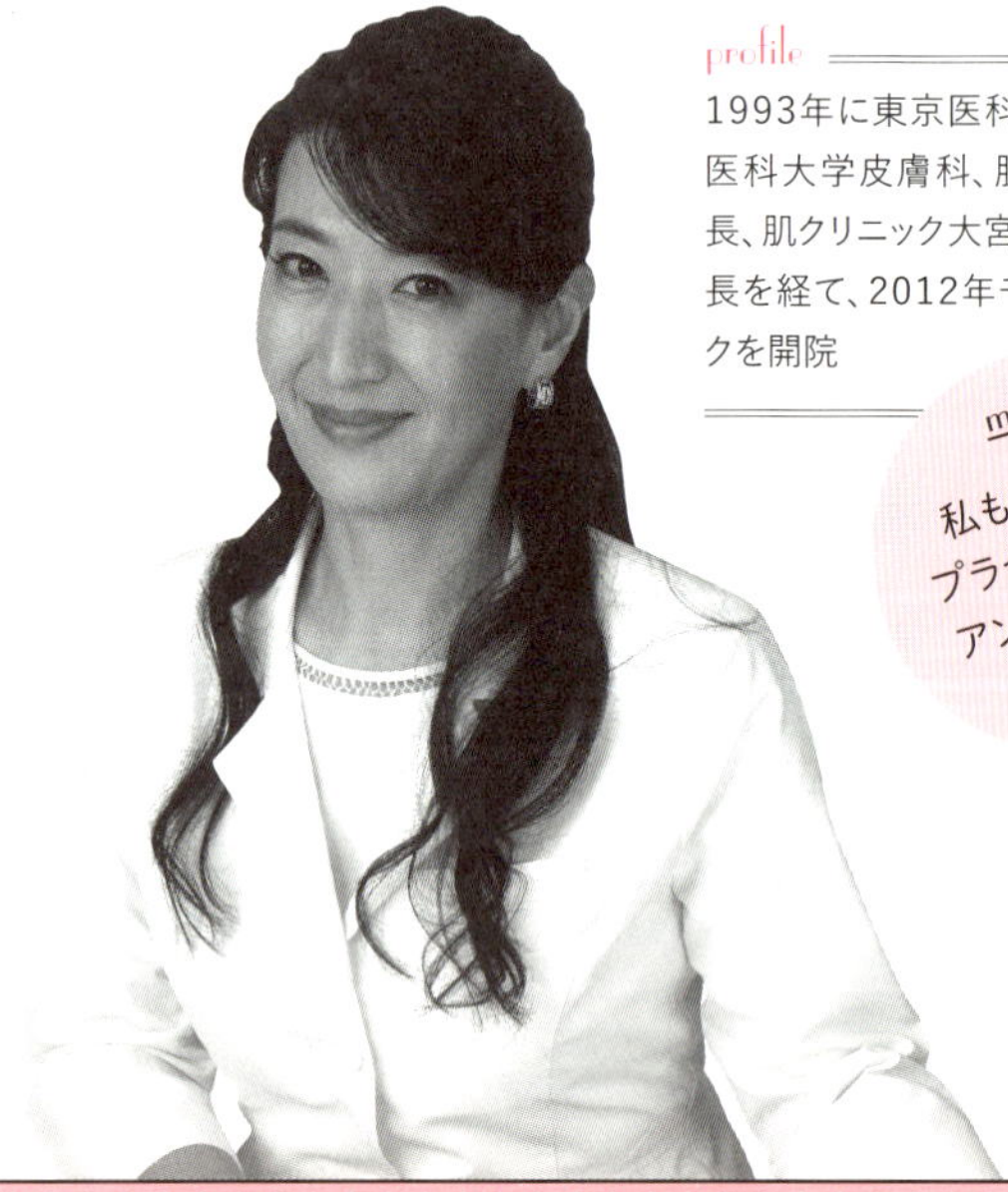

profile

1993年に東京医科大学卒業後、東京医科大学皮膚科、肌クリニック大宮院長、肌クリニック大宮ベルビー赤坂総院長を経て、2012年千春皮フ科クリニックを開院

memo

私も週に2回、プラセンタ注射4アンプルを使用

神楽坂ストレスクリニック 院長

## 上田容子 先生

memo

週に2回、
プラセンタ注射4
アンプルを使用

profile

1991年広島大学医学部卒業後、広島大学病院、医療法人高仁会パークヒルクリニック院長などを経て、2009年神楽坂ストレスクリニックを開院
著書に「『ややこしい自分』とうまく付き合う方法」（幻冬舎）がある
趣味は音楽鑑賞、阿波踊り、ホットヨガ

私たちも美容と健康に
プラセンタを
活用しています！

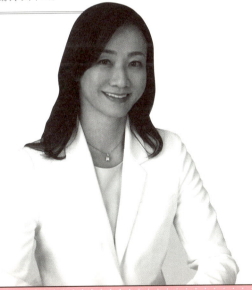

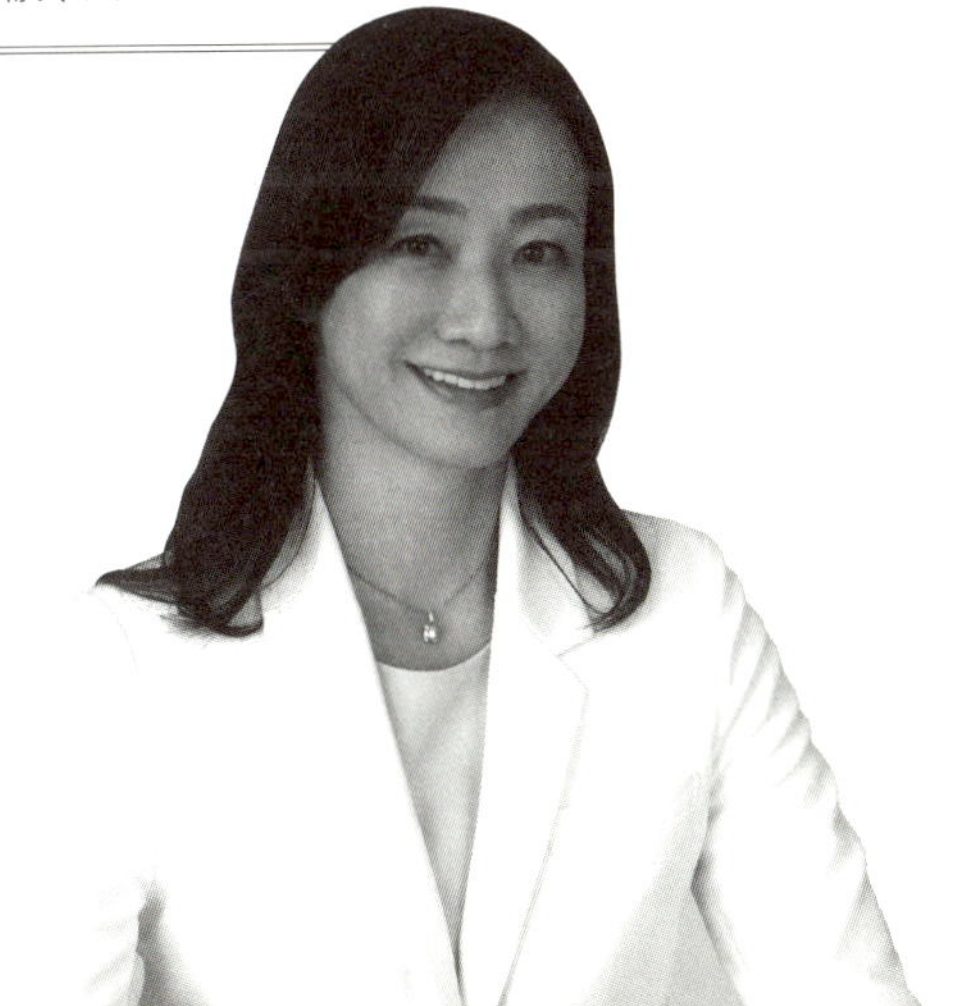

プラセンタは女性の美と健康を
守る要素がギッシリつまっています！

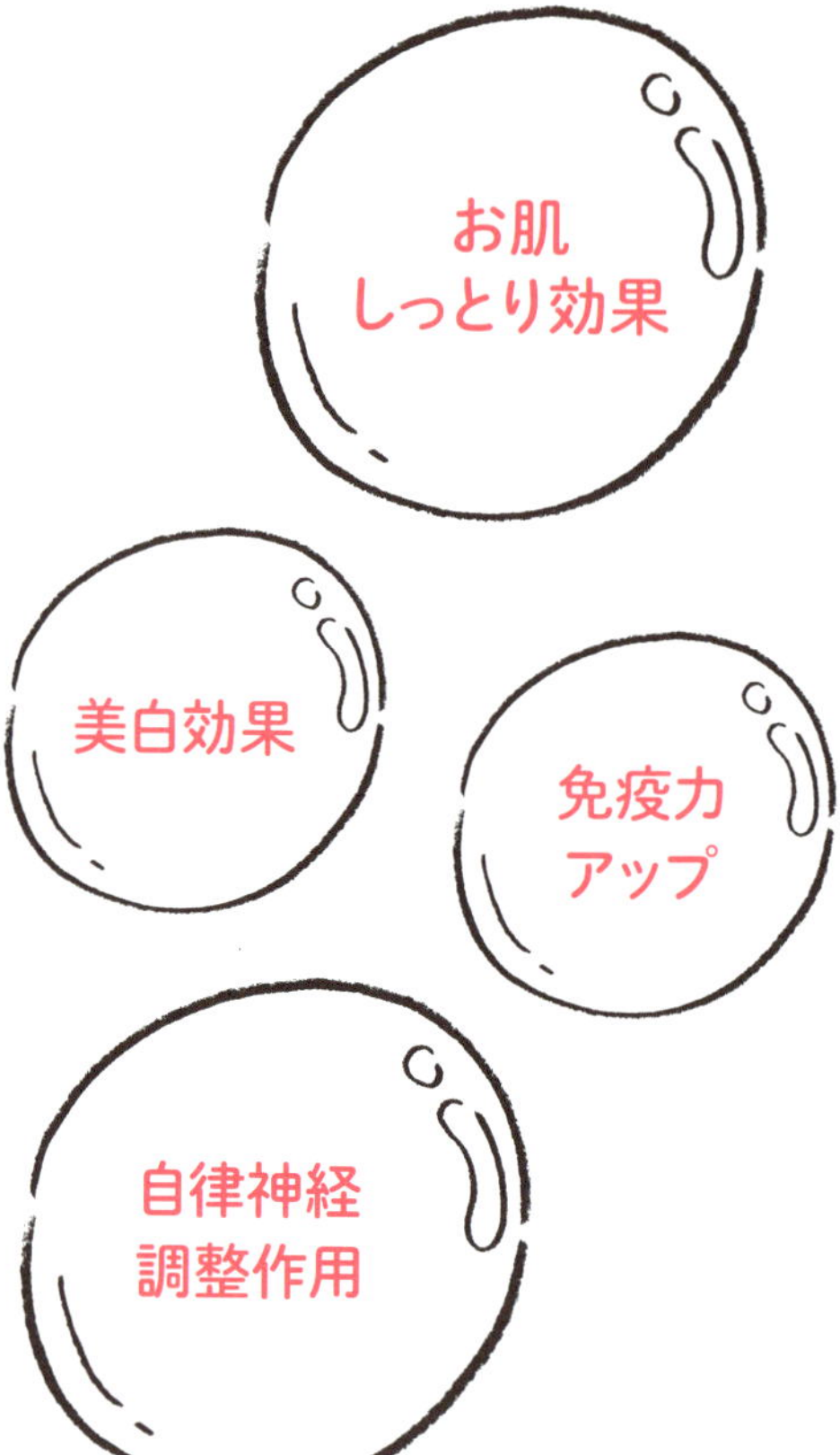

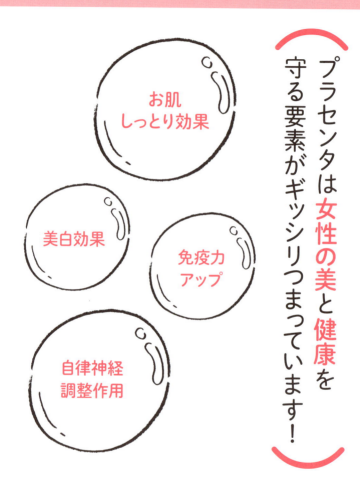

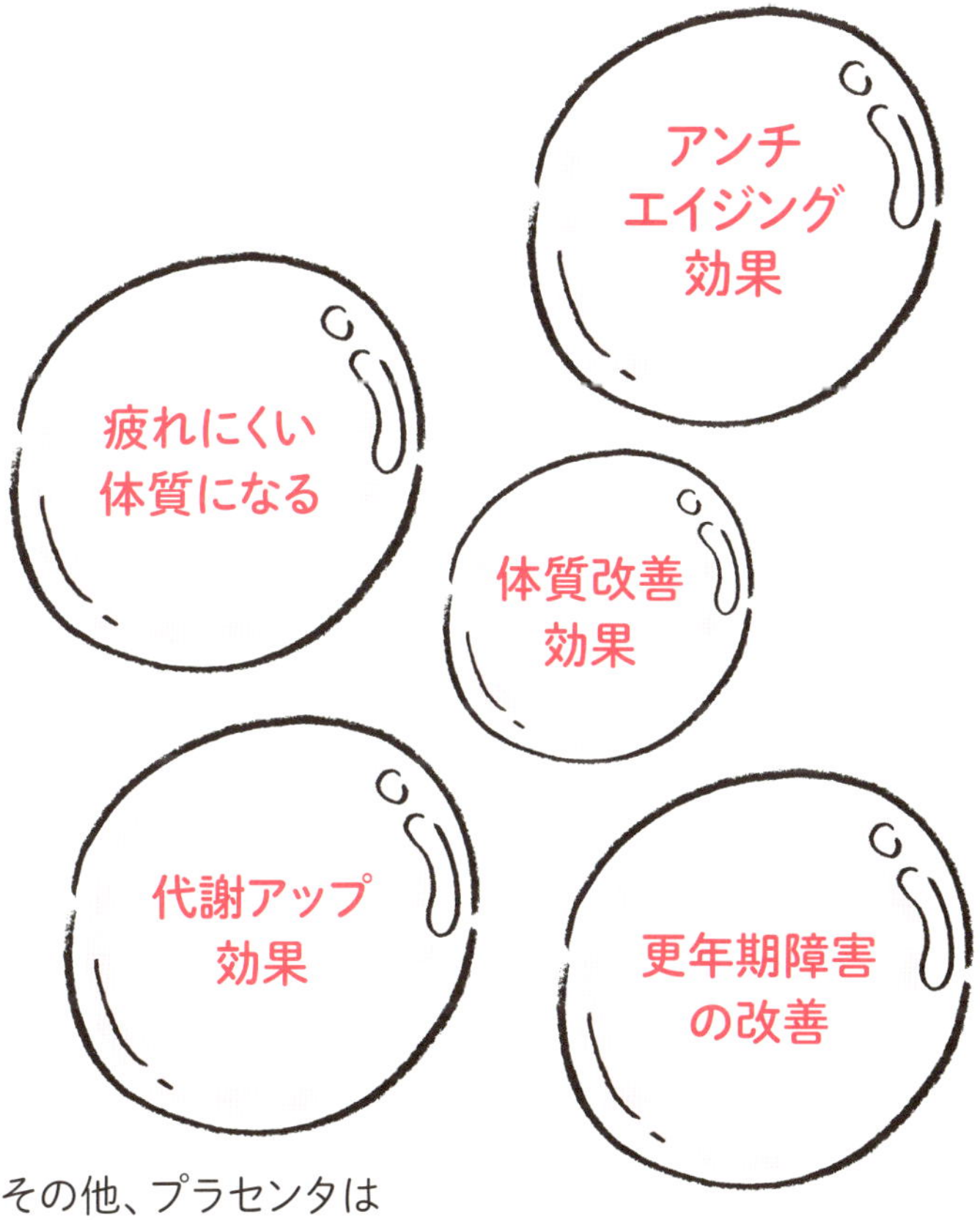
アンチ
エイジング
効果
疲れにくい
体質になる
体質改善
効果
代謝アップ
効果
更年期障害
の改善

その他、プラセンタは
マルチな作用で私たちの美と
健康を強力にサポートしてくれます

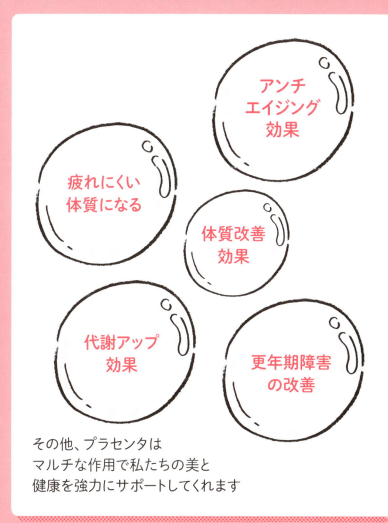

# 目次



chapter 1

## プラセンタはアンチエイジングとメンタルケアの最強エッセンス！



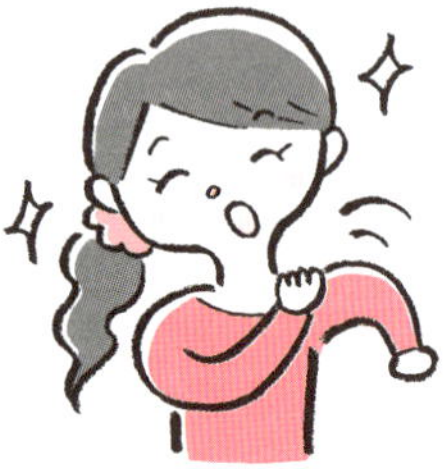

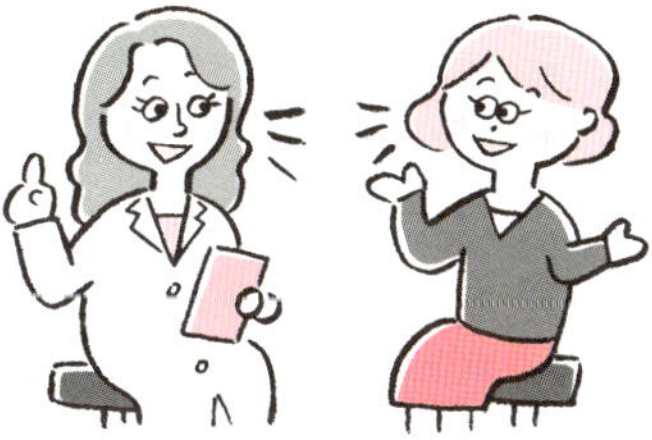



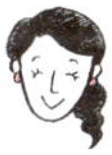

**CHIHARU'S プラセンタストーリー1**



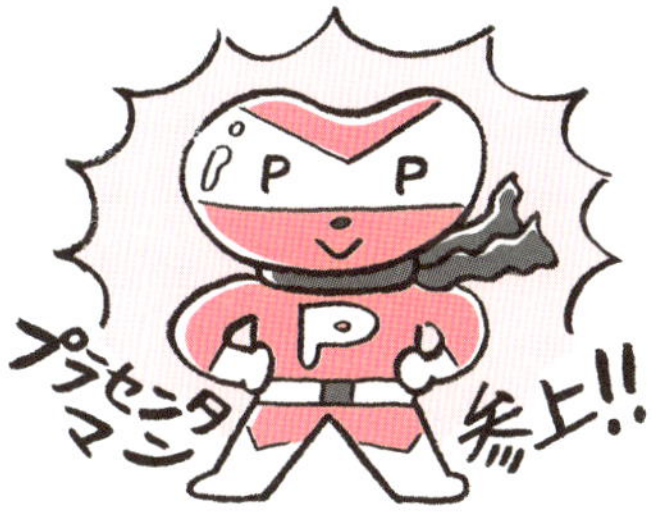

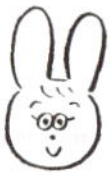



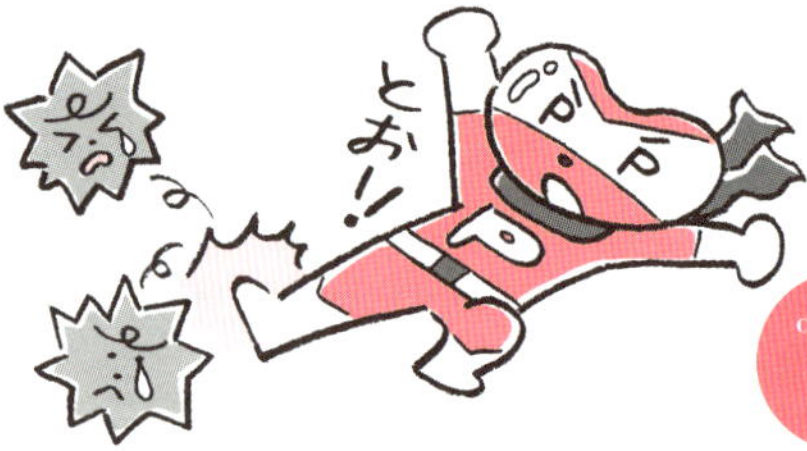


chapter 2

## 「10年前の肌」も夢じゃない!? プラセンタの持つ最強のアンチエイジング効果



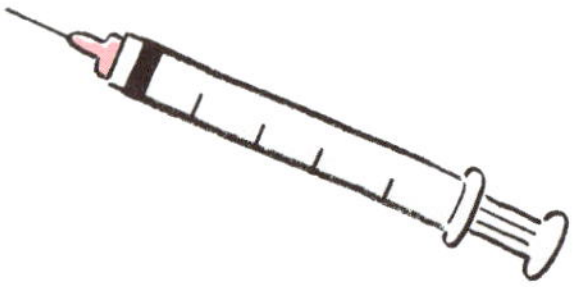

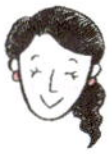

## CHIHARU'S プラセンタストーリー2



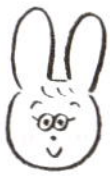



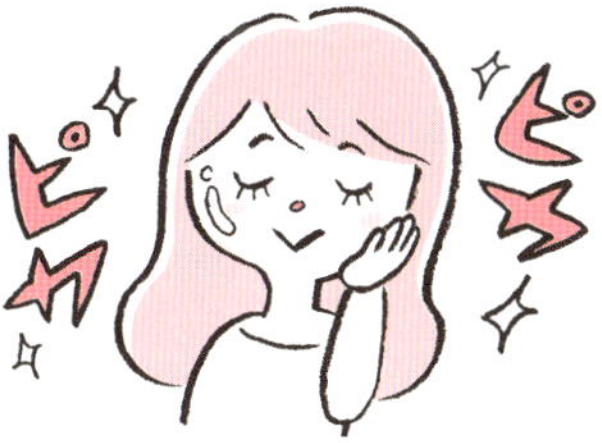

chapter 3

## 更年期障害、冷え性、生理痛… 女性の悩みを片っ端から改善！

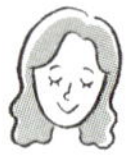

## YOKO'S プラセンタストーリー1



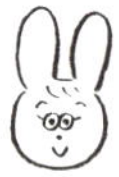

**きれいになりたいウサギのまゆと先生のプラセンタ本音トーク！③**



chapter 4

# プラセンタが「明るく、楽しい毎日」の扉を開く



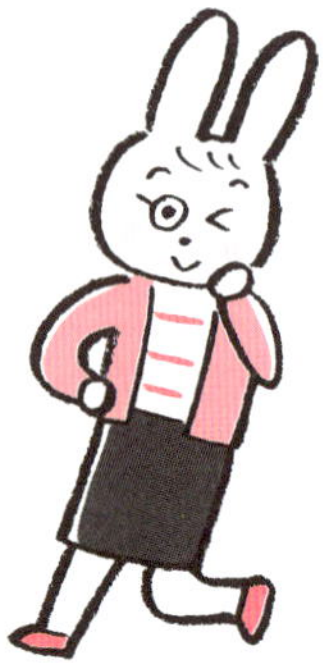

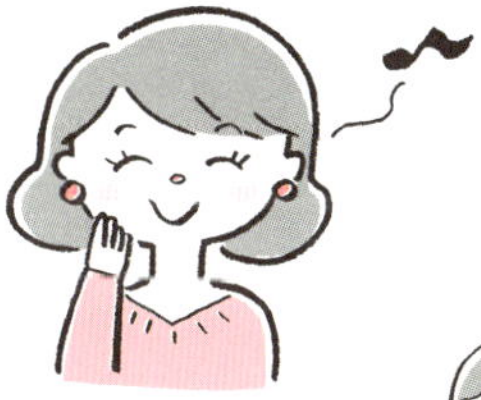

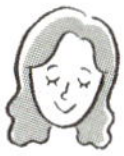

## YOKO'S プラセンタストーリー2



## chapter 5 こんな症状や病気にもプラセンタが役立つ！



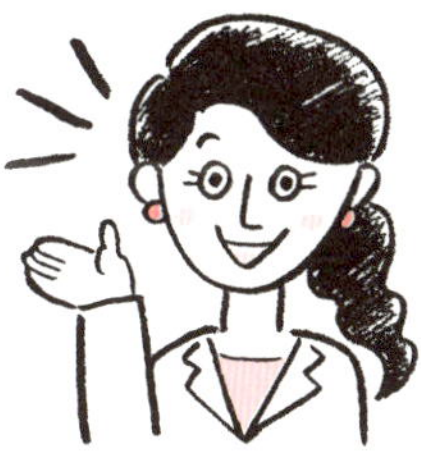

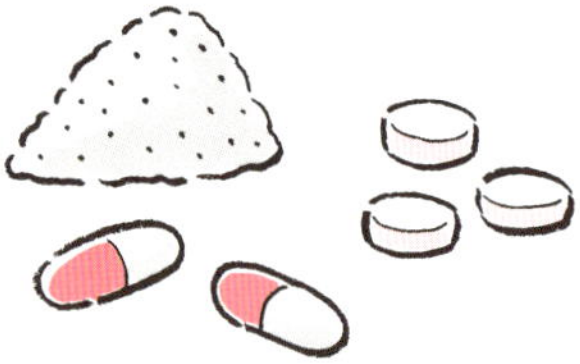



## 「もっといろいろ知りたい」「ここがちょっと心配」に答えます！　プラセンタQ&A



## プラセンタでここまで改善した！　症例集



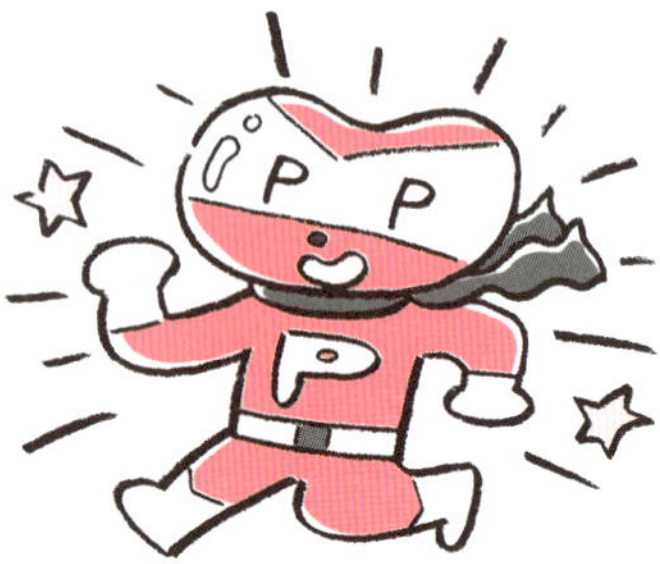

chapter 1

# プラセンタは
# アンチエイジングと
# メンタルケアの
# 最強エッセンス！

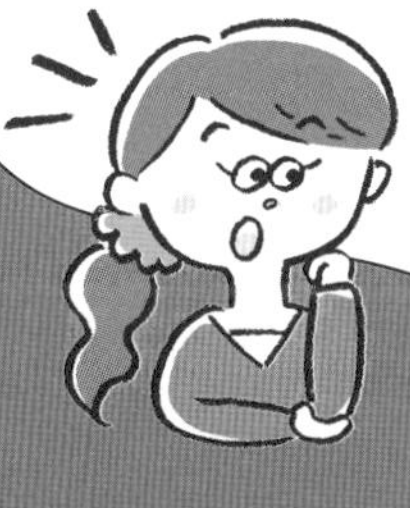

## プラセンタって何？

プラセンタとは「胎盤」のことです。哺乳類はお腹の中で赤ちゃん（胎児）を育てますが、このとき、子宮の中で赤ちゃんの成長を助けるのが胎盤。胎盤と赤ちゃんは「へその緒」でつながっています。

胎盤はこのへその緒を通じて赤ちゃんに栄養補給をしたり、老廃物を回収したりします。また未熟な赤ちゃんの臓器の代わりに肺や肝臓、腎臓、腸などの機能を果たします。

## 日本人が「へその緒」を大事に取っておいた理由

もともと人間以外のほとんどの哺乳類は、出産後、排出される胎盤を

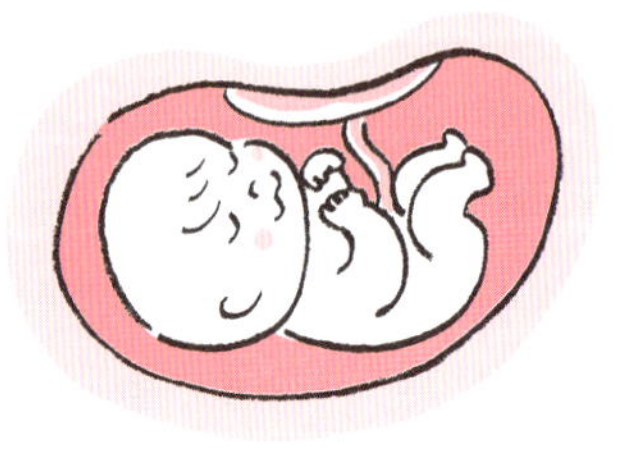

自分で食べてしまいます。これは栄養豊富な胎盤を食べることによって母体の体力を回復させるためといわれています。

また胎盤には母乳の分泌を促す効果もあるとされるので、胎盤を食べることは母体の健康にとって非常に有益なのです。

また日本人は「へその緒」を取っておく習慣がありますね。これは今でこそ「出産の記念」という意味合いが強くなっていますが、昔は胎盤とつながる「へその緒」は「薬」として非常に大事にされたからです。

まだ今のように医療が進展していなかった時代、子どもが病気をしたときに、このへその緒を煎じるなどして服用し、病気の治療に使ったのです。

## プラセンタの歴史はこんなに古い！

実はプラセンタの歴史は非常に古く、古代ギリシャにまでさかのぼります。

「医学の父」といわれたヒポクラテスはプラセンタを治療に使っていたといわれています。

また、かのクレオパトラも若さと美貌を保つためにプラセンタを使っていたそうです。中国では秦の始皇帝が不老長寿の薬としてプラセンタを用い、以来、プラセンタは「紫河車《しかしゃ》」という漢方薬として珍重されてきました。楊貴妃も愛用したといわれています。

紫河車は、江戸時代の日本にも伝わっています。当時の加賀藩（石川県）の五代藩主・綱紀公は薬草の研究に熱心で、学者を招いて研究をさせたり、全国から薬草を集めていたとされます。

この加賀藩が伝えた「三大秘薬」のうちのひとつ「混元丹《こんげんたん》」には、紫河車が使用されていることがわかっています。

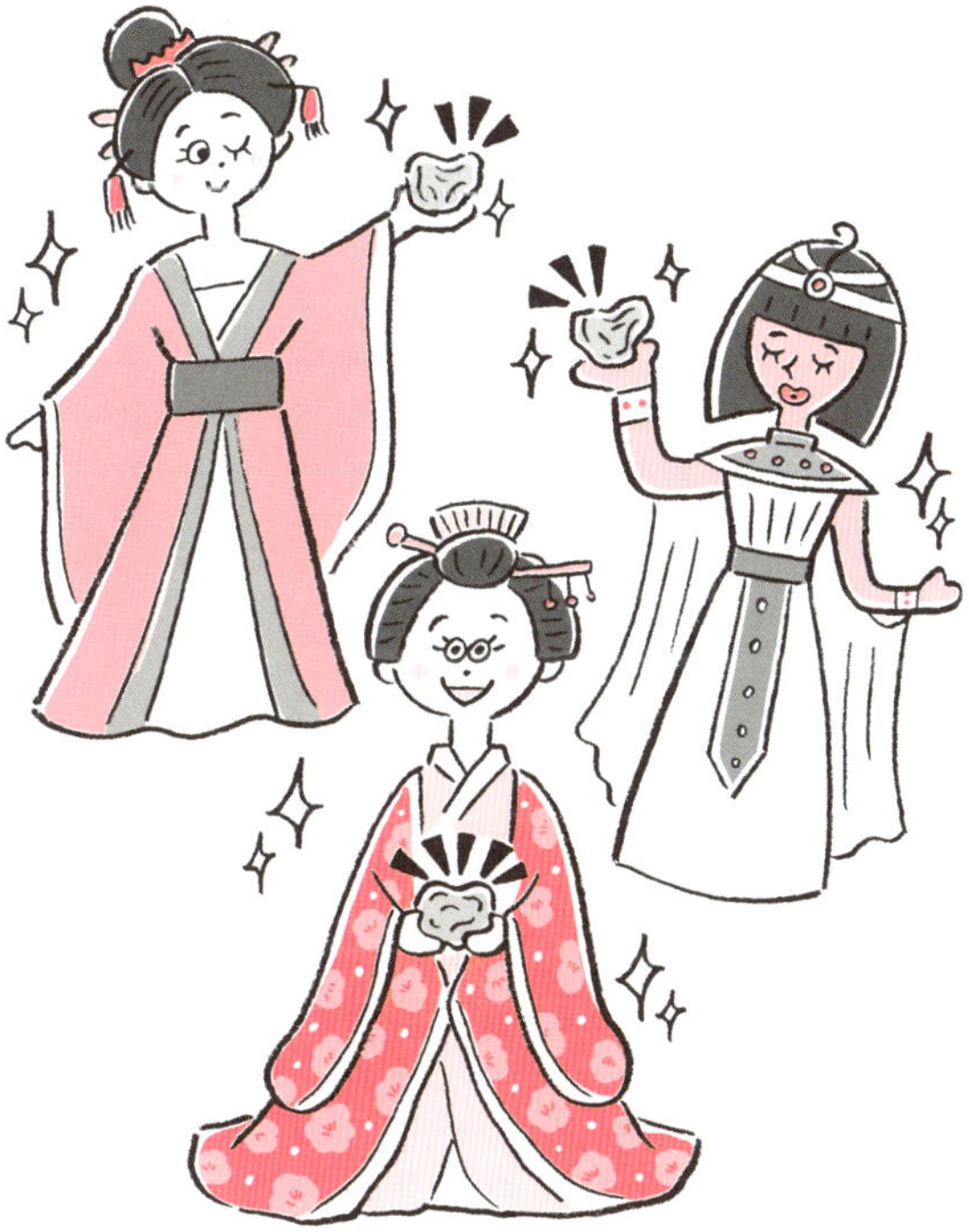

プラセンタが愛される秘密その❶

# プラセンタは「自然治癒力」を高めるスーパースター

時を超えて世界でプラセンタが珍重されてきた理由、それはどこにあるのでしょうか。

プラセンタが愛される秘密は大きく3つのことが考えられます。まずひとつめですが、プラセンタには人間の持つ「自然治癒力」を高める力があることです。

私たちの身体にはもともと「自然治癒力」が備わっています。ケガをしたら壊れた細胞を修復しようとするし、風邪を引けばウイルスを追い出そうとします。

メンタルも同様です。日常で少々、嫌なことや落ち込むようなことがあっても、しばらくすれば立ち直りますよね。これも一種の自然治癒力なのです。

ところがこの自然治癒力が衰えると、回復が遅れ、病気や体調不良に陥ってしまいかねません。

また老化も進み、「老け見え」もしてしまいます。

メンタルも同様で、老化が進むと気持ちの落ち込みを回復する力が衰えてしまうのです。

この自然治癒力を強力にバックアップしてくれるのがプラセンタです。胎盤に秘められた「免疫力増幅作用」「細胞修復作用」「成長因子」などが複合的に働いて、この力を生み出すのでしょう。

自然治癒力を高めることで病気になりづらくなり、アンチエイジングにも、メンタルにもいい効果をもたらしてくれるのです。

プラセンタが愛される秘密その❷

## 自然由来ならではの豊富な成分が心身の健康にマルチにアプローチする

プラセンタには10種類のアミノ酸を始め、各種ビタミン、ミネラル、酵素など、多彩な栄養素が含まれています。

これは化学合成された医薬品ではありえないこと。自然由来の生物製剤だからこその特徴です。

最も多く含まれるアミノ酸は、細胞をつくる材料となるものです。たんぱく質、脂質、糖質は「3大栄養素」ともいわれ、身体をつくる重要な栄養素です。

ビタミン、ミネラルは身体の調整を行います。

また核酸は細胞が新しく生まれ変わるときに必要な成分。

活性ペプチドは血圧の調整、筋肉や骨をつくる働きをサポートしたり、免疫力の調整やミネラルの吸収を助けるなど非常に多彩な働きをしています。

酵素は、消化吸収、代謝などの身体の働きに不可欠なもので、ムコ多糖体は水分をたくわえて細胞をみずみずしく保つ働きをしています。

この豊富な薬効成分が私たちの美容と健康にマルチに作用してくれるのです。

# プラセンタに含まれる主な栄養素

## 活性ペプチド
（アミノ酸で構成される成分）

グルコース、ガラクトース、多糖体など

## たんぱく質

アルブミン、グロブリンなど

## アミノ酸
（たんぱく質を加水分解して得られる成分）

ロイシン、リジン、バリン、スレオニン、イソロイシンなど

## 核酸

DNA、RNAなど

## ミネラル

カルシウム、ナトリウム、カリウム、リン、マグネシウム、亜鉛、鉄など

## ビタミン

$B_1$、$B_2$、$B_6$、$B_{12}$、C、D、E、ナイアシンなど

### ムコ多糖体

ヒアルロン酸、コンドロイチン硫酸など

### 酵素

アルカリホスファターゼ、酸性ホスファターゼ、ヒアルロニターゼ、アデノシン三リン酸など

### 糖質

グルコース、ガラクトース、ショ糖など

### 脂質

コレステロール、ホスファチジン酸、ホスファーチジールエタノールアミンなど

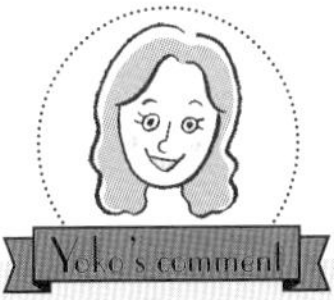


プラセンタには、さまざまな成分が含まれていることがわかっていますが、現時点では有効成分としての特性の成分は固定されていません。わかっている成分と未知の成分が複合的に作用して、いろいろな効果を及ぼすのではないかと考えられています。

プラセンタが愛される秘密その❸

## 美容の世界の注目の的
## 「成長因子」がアンチエイジングに強力に働く

胎盤には各種の「成長因子」が含まれていることがわかっています。「成長因子」という言葉、美容に関心の高い人ならご存知かもしれませんね。美肌を保つために欠かせない成分として話題となっていて、化粧品などにさかんに取り入れられています。

もともと人の体内には「ヒト成長ホルモン」というホルモンがあり、これによって細胞や皮膚、骨、筋肉などの若さを保っています。

ところがこのホルモン、加齢とともに徐々に分泌が少なくなってしまうのです。するとシミやシワ、たるみなどの肌の老化が起こったり、体力や体の機能の低下などの現象が起こったりします。

ヒト成長ホルモンは別名「若返りホルモン」ともいわれ、このホルモンこそが「若さ」の鍵を握っているといっても過言ではありません。

そしてこのヒト成長ホルモンの分泌を活性化させてくれるものこそが「成長因子」なのです。別名を「細胞増殖因子」ともいい、たんぱく質の一種です。

「胎盤」に含まれる成長因子は以下のようなものがあります。

- ＥＧＦ…上皮細胞増殖因子。肌のターンオーバーを促進させてくれます。
- ＦＧＦ…線維芽細胞増殖因子。肌の弾力を保つコラーゲンやエラスチンを再生させ、肌を若返らせます。
- ＩＧＦ…インスリン様成長因子。細胞の修復や育毛に関係します。
- 免疫力を向上させる各種成長因子…免疫細胞を活性化させる成長因子で、ＩＬ‐１～４などがあります。

## プラセンタの美容・健康効果はこんなにすごい

プラセンタが私たちの美容と健康にもたらしてくれるすばらしい効果をまとめてご紹介しましょう。

● **デトックス・肝臓強化作用**

肝臓の働きを高め、デトックス効果を上げてくれます。

● **アンチエイジング作用**

活性酸素を分解することで、肌を細胞レベルから若返らせます。

● **美白効果**

メラニン色素の生成を抑え、シミやくすみを防ぎ美肌をキープしてくれます。

● **リラックス・自律神経調整作用**

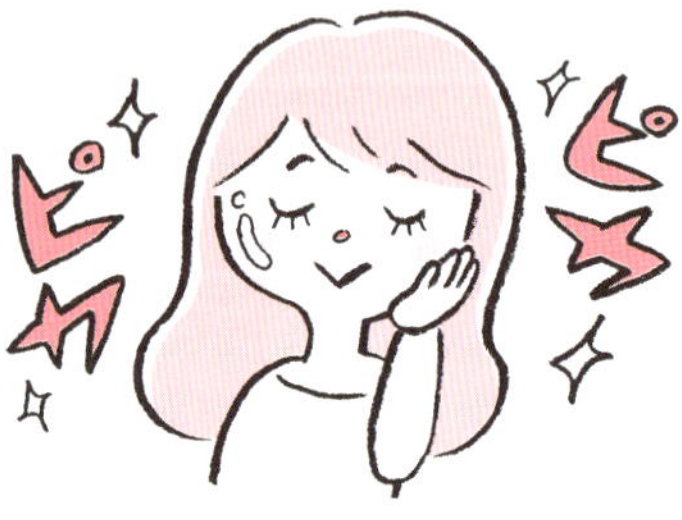

自律神経のバランスを調節し、メンタルを安定させてくれます。

● **免疫力向上**

免疫力をアップさせて、病気になりにくい身体を作ります。

● **アレルギーから身を守る**

アレルギーの発生を抑えて、不快な症状を軽減します。

● **疲労回復作用**

たまった疲れを取ってくれるとともに、疲れにくい身体になります。

● **炎症を抑える作用**

炎症を抑え、細胞を修復してくれます。

● **血行促進・造血作用**

血行をよくするとともに、造血を助けてくれます。

● **がんの予防**（抗突然変異作用）

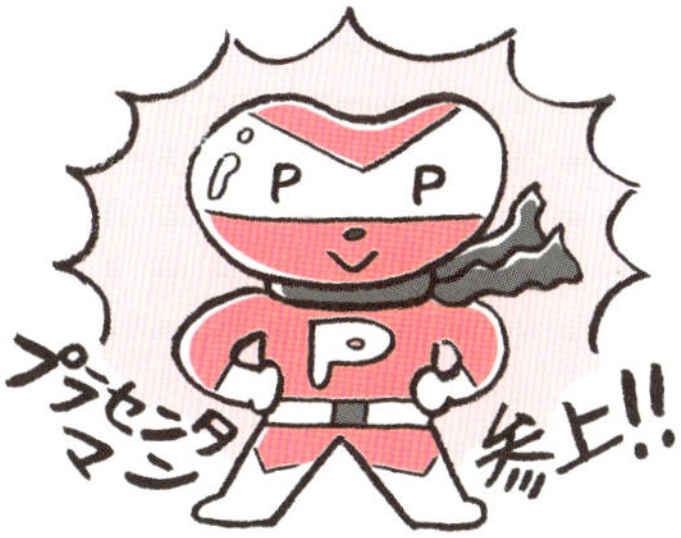

# プラセンタはこんな症状に効く!

プラセンタは実にさまざまな症状や病気に対して働きかけてくれます!
特に現代医学ではなかなか改善しない慢性病に有効なことがプラセンタの最大の特徴といえるでしょう。

**婦人科系**

更年期障害、生理痛、生理不順など

**内科系**

肝炎、肝硬変、胃弱、胃潰瘍、十二指腸潰瘍、気管支喘息、慢性気管支炎、高血圧、低血圧、便秘、膠原病など

**精神科系**

自律神経失調症、不眠症、うつ病など

**耳鼻科系**

アレルギー性鼻炎、メニエール病、花粉症など

**外科系**

関節リウマチ、変形性関節症、関節炎、神経痛、腰痛、四十肩・五十肩など

**その他**

膀胱炎、白内障、アレルギー性結膜炎、歯槽膿漏、歯周病、冷え性、虚弱体質、病中病後の体力回復、強壮・強精など

**皮膚科系**

アトピー性皮膚炎、肌の乾燥、湿疹、シミ・そばかすなど

## プラセンタはどう取り入れたらいいの？

私たちの身体の悩みに力強い味方となってくれるプラセンタ。ではどのように使えばいいのでしょうか。

プラセンタの取り入れ方はさまざまな方法がありますが、主には以下の3つがあります。

- **医薬品**（注射薬、内服薬）
- **サプリメント**
- **化粧品**

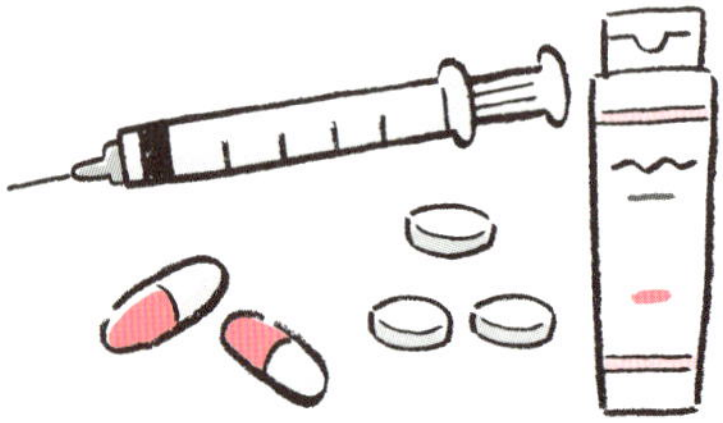

## 医薬品としてのプラセンタ

プラセンタの医薬品としての歴史は古く、なんと1930年代の旧ソ連の時代にすでにプラセンタが使われています。

日本では1956年に注射薬「メルスモン」が製造・販売され、ついで1959年に同じく注射薬の「ラエンネック」が登場しています。

また戦中戦後の食糧難の時代には内服薬「ビタエックス」が貴重な栄養源として支持されました。ビタエックスは100%国産の豚由来のプラセンタを使用している薬品です。

驚くべきことに、これら3つの医薬品は今日にいたるまでずっと存続しているのです。この医薬品が本物の実力を持っている証明ともいえるでしょう。

## メルスモン

プラセンタ製剤のパイオニア的存在です。

国内の感染のない健康なヒト胎盤を原料とし、多種アミノ酸を含有しています。

注射は皮下注射です。

ほてり、のぼせ、発汗、イライラ、めまい、不眠症、気分の落ち込みなど更年期障害の諸症状を緩和・改善させます。

また授乳期の母乳の出をよくする効果があります。

memo

**厚労省認可薬（更年期障害、乳汁分泌不全に対して保険適用）**

**使用方法：皮下注射**

## ラエンネック

歴史あるプラセンタの製剤です。ヒトの胎盤（プラセンタ）から生理活性成分を抽出した厚労省認可の医薬品です。

具体的にはB型、C型肝炎やアルコールで低下した肝組織を修復します。

memo

**厚労省認可薬（肝機能障害に対して保険適用）**

**使用方法：皮下注射または筋肉注射**

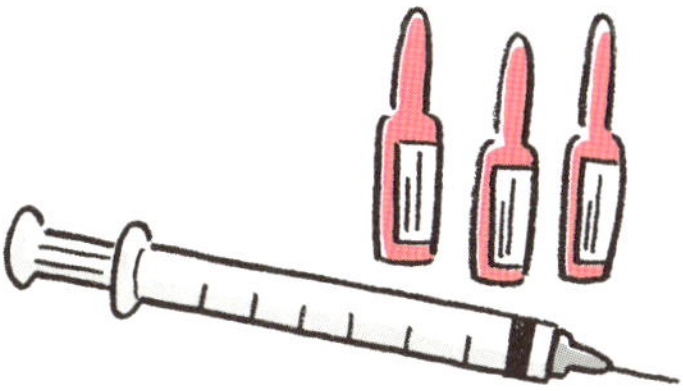

## プラセンタの安全性について

プラセンタは胎盤を利用した製剤ですから、中には「安全性は大丈夫なの?」という不安を持つ人もいるでしょう。例えばHIVや肝炎などのウイルスが含まれていたら大変なことになりますよね。

まず原料提供についてですが、メルスモン、ラエンネックともに、国内で提供された胎盤を使用します。原料提供者についてはHIV、B型、C型肝炎などのウイルスについて厳格な検査が実施されています。

製造過程において高圧滅菌をかけていますので、ウイルスや細菌も完全に除去されています。

またまれに誤解されますが、プラセンタエキスにはホルモンは一切含まれていません。

どちらも長い歴史の中で、感染症の報告、重篤な副作用は国内・海外とも一例もなく、安全性は十分に証明されていると考えていいでしょう。

なお、サプリメント、化粧品については各メーカーが安全基準に従って製造されているのでそれぞれを参照してください。かつて狂牛病（BSE）が発生したとき、危険性が指摘されましたが、現在のプラセンタ製品は原材料としてブタや馬の胎盤が使用されているため、BSEとは無縁です。

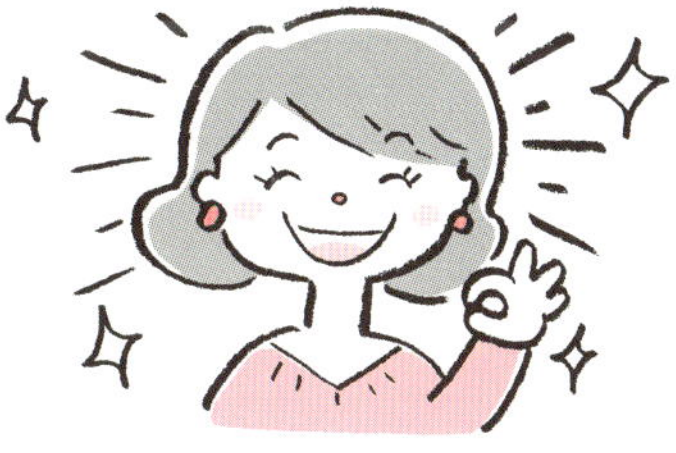

## ●メルスモンの安全性への取り組み

ウイルスや細菌が混入しないように、酸で加水分解し、最終滅菌（121℃、30分間）されています。

## ●ラエンネックの安全性への取り組み

ウイルスや細菌が製品に混入しないように原料提供者の審査、原料の検査を経て、酸処理、高圧蒸気滅菌処理（最終滅菌121℃、20分間）を行って製品化しています。

## *ラエンネックのB型肝炎ウイルス検査について

ラエンネックはB型肝炎のウイルス検査において完全に陰性である

ことを確認したうえで出荷されていますが、2018年、B型肝炎の感染経路が特定されていない患者さんが、過去2度、ラエンネックの投与を受けていたことがわかりました。

そこで製造元である株式会社日本生物製剤は、念のため安全性を再検証するとして、この間、ラエンネックの当面の使用を差し控えるよう医療機関に通達を出しました。

その後、日本生物製剤、および外部検査機関において検証を行った結果、製造工程においてウイルスは完全に不活性化されていることが確認されたとして安全宣言を発表。使用差し控え要請を解除しています。

詳細は日本胎盤臨床医学会のホームページをご覧ください（51ページ参照）。

## プラセンタに副作用ってあるの？

プラセンタエキスはほとんど副作用の心配のない医薬品ですが、アレルギー体質の人は事前に医師に確認しましょう。注射部位の痛み、発疹、まれに悪寒を感じる人もいますが、大きな副作用はありません。

ただ、変異型クロイツフェルトヤコブ病（ｖＣＪＤ）の感染予防対策として、その検査方法が見つかるまで当面、プラセンタ療法を受けた人は献血ができなくなります。なお、これまでにプラセンタ療法でｖＣＪＤなど重大な病気の発症例は１例も報告されていません。

なお献血ができなくなるのは医療機関において「プラセンタ療法」を受けた場合の話で、サプリメントや化粧品、クリニックで行うイオン導入やエレクトロポレーションによる肌への導入療法については献血に影響しません。

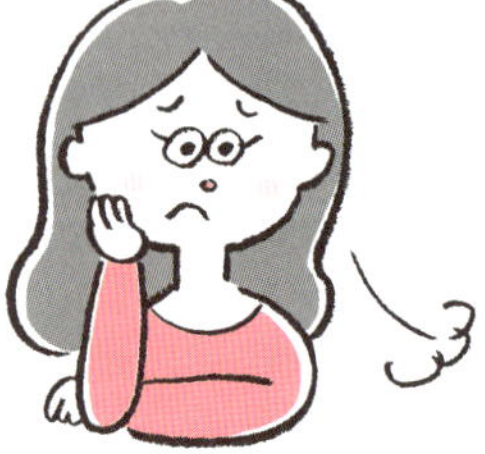

## ラエンネックとメルスモン、どちらを選べばいい？

ラエンネックとメルスモンはどちらを選べばいいのかという質問をよく受けます。

疾患の治療の場合は、それぞれ適用症状に合わせた薬剤になります。

しかし、治療ではなく、美容その他の目的の場合はどちらを選べばいいのでしょうか？

製法など細かいところでは違いはあるのですが、美容などの目的であれば両者にそれほど大きな違いはありません。あとは患者さんのニーズによって多少の使い分けをしています。

ただ、薬はどんなものでもそうですが、人によって「合う、合わない」はあります。同じ薬がAさんにはぴったりだけど、Bさんには合わないということがあります。ですから実際に試してみて、合うものを選ぶことがもっとも重要です。

プラセンタ注射のできる医療機関は一般財団法人日本胎盤臨床医学会のホームページから検索することができます（51ページ参照）。

クリニックによって、メルスモン、ラエンネックの両方を採用しているところもあれば、どちらか片方しか扱っていないところもあります。

## 内服薬、サプリメントとしてのプラセンタ

プラセンタの内服薬としては代表的なものに「ビタエックス」があります。市販薬なので薬局やドラッグストアで購入できます。顆粒、錠剤、内服薬などの形態があり、滋養強壮、虚弱体質、肉体疲労などに効果があります。

もちろん医薬品なので安全管理はしっかりされています。注射ほどの

即効性はありませんが、継続的な服用をすることで一定の効果が得られます。

一方、プラセンタを含むサプリメントは実にさまざまなものが発売されています。医薬品との違いは、医薬品が薬機法に基づき、効果効能が認められ、安全性や品質が管理されているのに対し、サプリメントは「健康食品」であることです。品質はメーカーによって差があります。

いいものを選ぶためには、プラセンタの配合量、材料の選定、安全基準をしっかり設けて製造されているかどうかなどを、しっかりチェックするべきでしょう。

またひとつの目安として、公益財団法人日本健康・栄養食品協会の定めた品質規格に適合した商品（ＪＨＦＡマーク取得商品）であるかどうかも参考になるでしょう。

## 化粧品としてのプラセンタ

プラセンタは内側に取り入れるだけでなく、外から塗っても効果があります。プラセンタにはたんぱく質、脂質、ビタミン、ミネラル、各種成長因子、100種類以上の酵素が豊富に含まれていて、これらがお肌にもすばらしい美肌効果をもたらしてくれるのです。

プラセンタエキス自体、水に溶けやすい性質のため、さまざまな化粧品に使いやすいという特性もあります。

スキンケアはもちろん、ファンデーションやリップグロスなど、メイクアップ用品にも使われているようです。

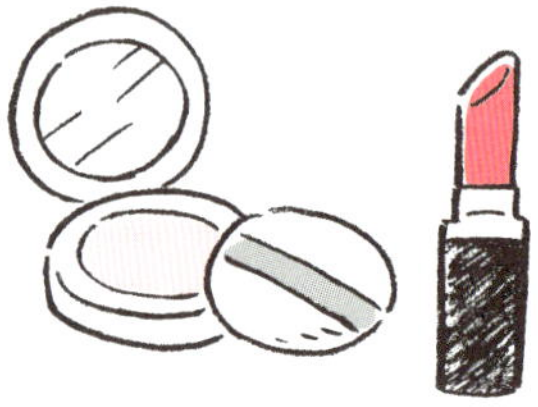

## クリニックで行うプラセンタ療法

クリニックで行う主な治療法は注射ですが、この注射にもいくつかの方法があります。

### ❶皮下・筋肉注射

もっとも一般的な方法です。ラエンネックは皮下・筋肉注射、メルスモンは皮下注射が認められています。

皮下注射は皮下組織に注入するのに対し、筋肉注射は皮膚の下にある筋肉層に注入します。

筋肉には血管が豊富にありますから、筋肉注射の方が吸収速度が早く、薬剤の吸収率が高いのですが、皮下注射と比較すると注射の痛みがあります。

皮下注射の方は筋肉注射に比べて吸収速度がゆっくりなので、穏やかに効いていきます。筋肉注射と比べると痛みは少ないです。

美容目的で打つ場合はどちらでもいいのですが、長期的な美肌効果を考えると即効性というよりも穏やかな効果が得られる皮下注射で行っています。

## ❷ツボ注射

東洋医学の「経絡療法」をプラセンタに応用したものです。プラセンタをツボ（経絡）に打ちます。

ツボに打つことで肩こり・腰痛などの「痛み」を改善する効果が期待できます。また気管支炎や子宮筋腫などの婦人科系の疾患にも有益ともいわれます。

ツボ注射はどのクリニックでも採用している方法ではありません。受ける場合はツボ注射を行っているクリニックを探しましょう。

**❸トリガーポイント注射**

痛みやこりのある部分・押して痛みを感じる部分（トリガーポイント）の筋膜直下にプラセンタを打つ方法です。イメージ的にはツボ注射と似ています。ツボは東洋医学の考えなのに対し、トリガーポイントは西洋医学的な考えから来ています。ただし、ツボとトリガーポイントは高い確率で一致しています。

このトリガーポイント注射も行っているクリニックは限定されます。

**❹埋没療法**（組織療法）

プラセンタを皮下に埋め込む療法です。エキスを直接埋め込むことで、効果が持続することや、多様な効果が得られるということで、一時注目を浴びましたが、現在では一部のクリニックで実施されています。

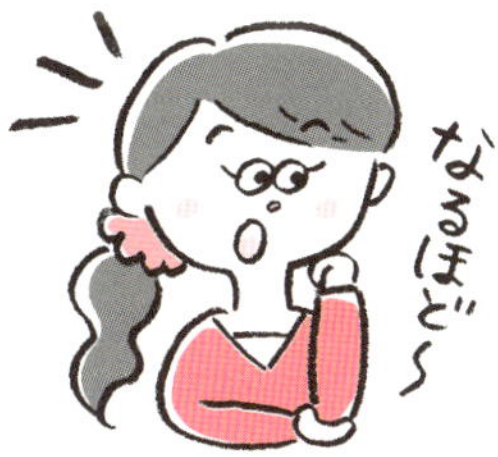

column

# 日本胎盤臨床医学会について

「日本胎盤臨床医学会」は、プラセンタが持つ力を理解し、有効利用することをめざし、２００７年に設立されました。

設立の背景には社会の高齢化に伴う慢性疾患の増加、予防医療の必要性の高まりなどの社会的な変化があります。

21世紀の医療のあり方として「誰もがよりよく生きるための医療」を目指し、西洋医学という垣根を取り払い、対症療法から全身療法、治療中心から予防中心の医療をめざす必要があるという声が高まっています。

こうした社会的ニーズに確実にこたえることができるプラセンタを、より多くの医師が正しく使えるようにしたいという志から、日本胎盤臨床医学会は創設されました。

２００７年4月に第1回日本胎盤臨床研究会大会が開催されて以来、今日まで年2回ずつ開催されています。

内科、整形外科、産婦人科、形成外科、皮膚科、眼科、耳鼻科、歯科、精神科、心療内科、美容外科、美容皮膚科など、３００を超える医療機関が参加しています。

現在、長瀬眞彦理事長（吉祥寺中医クリニック院長）を中心に、17名の医師が理事を務めています。

プラセンタ療法が注目を集めるとともに、学会もマスコミに取り上げられる機会が増え、徐々に規模が拡大しています。

学会では韓国やロシアから研究者を招いて講演を行ったり、また２０１８年には長瀬理事長がモンゴルに招かれて講演をするなど、国際交流も盛んになってきています。

一般財団法人　日本胎盤臨床医学会　http://jplaa.jp/

## ●プラセンタ療法を取り扱うクリニックの紹介

学会のホームページではプラセンタ療法を取り入れている全国のクリニックを紹介しています。プラセンタ療法を試してみたいけれど、どこで受ければいいのか迷っているという方はぜひ参考にしてみてください。

また学会では認定医制度を設けています。認定医は学会の定める資格制度に合格し、プラセンタについての高い専門知識を持っています。認定医も学会のホームページで調べることができます。

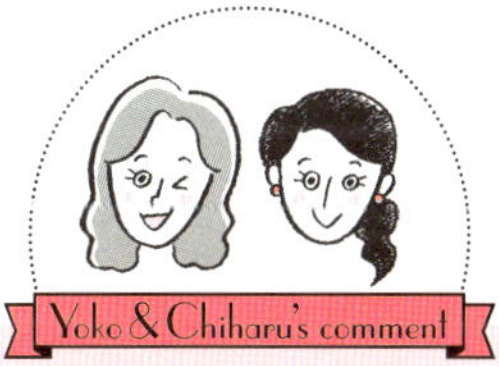


私たち二人も現在、学会の理事として活動中です。年に2回の学会では準備も含めてとても大変ですが、非常にやりがいを感じて取り組んでいます。

こちらの学会は理事長を中心に、理事全員がとても仲がいいのも特徴でしょう。みなさん、いつも笑顔で、そしてとっても元気です。学会自体がとてもいい雰囲気にあふれているのです。これもプラセンタパワーのおかげかもしれませんね。

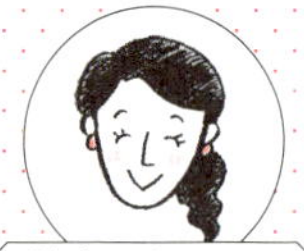

Chiharu's story 1.

# 患者さんに勧める前にまず自分で試す

私がプラセンタを取り入れたのは今から15年ほど前のことです。

肝臓障害や更年期障害の治療以外に美容にも効能があるらしいと知り、きちんと勉強をしようと思って学会（日本胎盤臨床医学会）に入りました。学会で学び、さまざまなことに効果があることがわかり、まず自分で試してみることにしました。

私が医師として美容医療を行うにあたり何よりも重要視していることは安全性と効果です。玉石混交の美容医療においては特に医師の知識や経験が問われます。

ですので、新しい治療を始める前には必ずその治療についてとことん勉強し、自分自身で試してみて良し悪しを判断します。自分や家族に安心して行える治療でなければ患者さんに勧めることはできません。

## 冷え性がよくなり眠りの質が変わった

私がプラセンタと出会ったのは30代です。その頃は、双子を出産、仕事にもすぐに復帰し、今思えば過酷な毎日を過ごしていました。心身ともに疲れていた時期でもあります。

ぐっすり眠り明日へ備えたいのになかなか眠れない。それには原因がありました。手足の冷え性です。手足が冷えてなかなか寝付けないのです。

当時の睡眠の悩みは深刻で、私と同じ経験をされている方も多いと思います。実際に、クリニックの患者で手足の冷え性で悩んでいる方の相談も受けます。

そのような眠れない時期に私はプラセンタと出会いました。とにかく試してみよう、と1週間に2回皮下注射を開始しました。3か月経過した頃です。寝つきが良くなったような気がしたのは。手足の冷えも感じなくなり、毎朝ぐっすり寝たという感覚で起きるようになりました。

プラセンタの皮下注射を開始し、手足の冷えも改善、眠りの質も変わってきました。

## 風邪知らずの元気なカラダに！

風邪もひきにくくなりました。うちは子どもが4人いるのですが、一人が風邪をひくと、みんなに移ってしまって、夫も含めて「一家全員風邪でダウン」ということも起こりがちです。

ところが最近では、家族で私だけが風邪をひかないということが増えました。

子どもが一人、インフルエンザを罹患してしまいました。部屋を隔離して寝かせたのですが、結局ほかの家族も次々と移ってしまい、一人ひとり隔離……。

気が付くと、私だけ移っていない……。こんなことがあり、プラセンタの免疫力向上効果を感じました。

## 双子を妊娠して切迫早産に……

私には子どもが4人いますが、現在一番上は高校生、下の3人は小学生です。

双子を38歳で産んだときは13週で切迫早産になってしまい、点滴生活を余儀なくされました。

夫も仕事で多忙だったこともあり、当時3歳だった長女は、福島の実家に預けるしかありませんでした。

とはいえ、実家の母も医業があるので、孫の面倒を見ていられる状態ではありません。

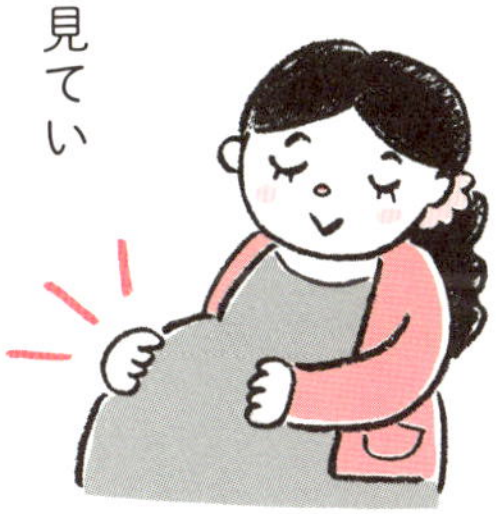

かといって、まわりに子どもを預けられるところもなく……。困った母が見つけたのが「スキー場の託児所」でした。スキー客の乳幼児を預かる託児サービスです。そこに毎日のように預けていました。

ですので、長女はスキーが大好きです（笑）。

そんなこんなで本当にドタバタでしたが、無事出産することができました。

そのときに「もう4人目は難しいですよ」と先生からいわれましたし、私自身も「はい、そのつもりはありません！」と、キッパリ答えたのですが、その2年後、まさかの4人目を妊娠。婦人科の先生もビックリしていました（笑）。

結局、4人目も切迫流産にはなりましたが、双子のときほど重症ではなく、仕事もずっと続けていました。

無事、産前6週前を迎え、産休に入ったのですが、「さて休もう」と思ったら、その翌日に陣痛が来てそのまま出産になってしまいました。

早産だったので、最初はＮＩＣＵ（新生児集中治療室）に入りました。退院後も肺の状態があまり良くなくて、４回ほど喘息で入院しました。胎児の肺は最後に形成されるので、早産で生まれてしまうとどうしても弱いんですね。いろいろ心配もしましたが、小学生になった今ではすっかり健康になりました。男の子で身長は学年で一番高いです。

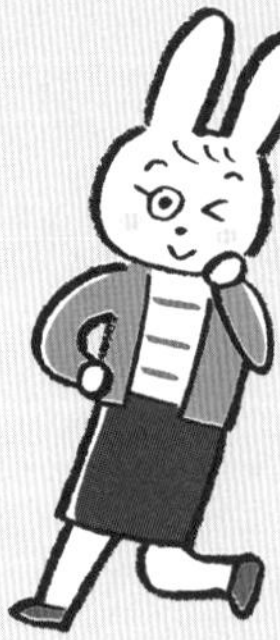

きれいになりたいウサギのまゆと
先生のプラセンタ本音トーク！❶

# お二人ってどんな先生？

**まゆ**「うわ～、二人ともすごくおキレイですね。こんなキレイな女医さんで、しかもお二人ともクリニックを開業していらっしゃるなんて、なんだかキラキラすぎて緊張しちゃいます」

**Dr.容子**「全然そんなことないですよ。私たち、会うといつも笑い転げているような感じで……。千春先生は一見クールビューティなのに、じつは天然キャラですし（笑）」

**Dr.千春**「話すとイメージが違うと、よくいわれます（笑）」

**まゆ**「わかるような……（笑）。あっ、すみません」

**Dr.千春**「いえいえ、大丈夫。容子先生は、こんなにおキレイなのに、全然気取りがないし、明るくて、すごく頼りがいのある先生なんですよ」

**Dr.容子**「私は前著（『〈ややこしい自分〉とうまく付き合う方

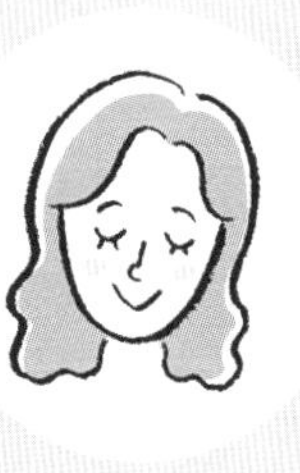

法』）に自分の失敗談や精神的に苦しんだ話などを書いたら、『容子先生、精神科医で自分のことをあんなにぶっちゃけて書く人って、あんまりいないよね』と医師仲間にも驚かれてしまいました（笑）。でも『そこが容子先生らしくて、親しみが持てて良かった』とお褒めの言葉をいただいて……。この本でも自分のことを語っていますし。我ながら『なんだかなぁ』と思うこともいっぱいあるのですが（笑）」

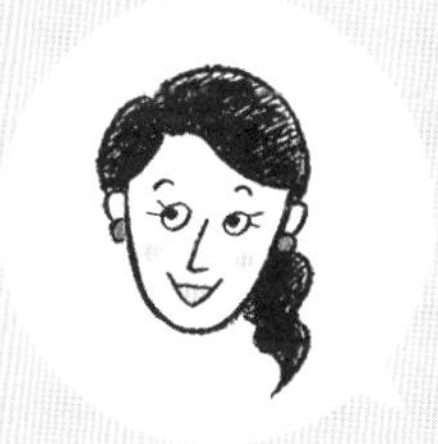

**Dr.千春**「こういう二人なので、なんでも聞いてくださいね」

**まゆ**「わかりました～。お二人とも実際にお会いするとすごく温かい感じで、話しやすいんですね。お二人の仲の良さも伝わって来ますし。それでは思い切っていろいろ聞いちゃいますね！」

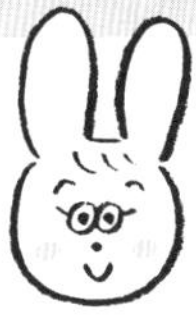

**まゆウサギ**
迫りくる加齢現象に焦りを感じ、なんとかしたい、きれいになりたいという願望だけはあるものの、面倒くささが先に立ち、結局何もしていない、ちょっと残念なアラフォー。このコーナーでは「きれいになりたいのにちょっと残念なまゆウサギ」が二人に「プラセンタの本当のところ」をズバリ聞いちゃいます！

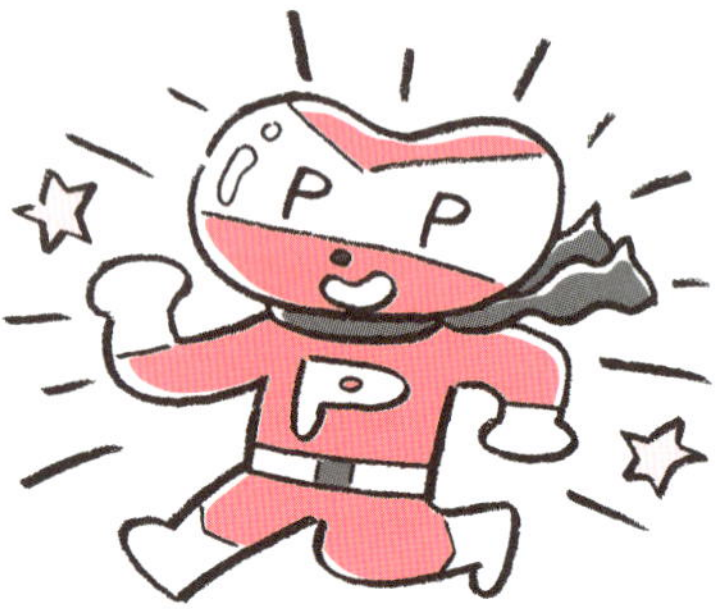

chapter 2

「10年前の肌」も夢じゃない!?

# プラセンタの持つ最強のアンチエイジング効果

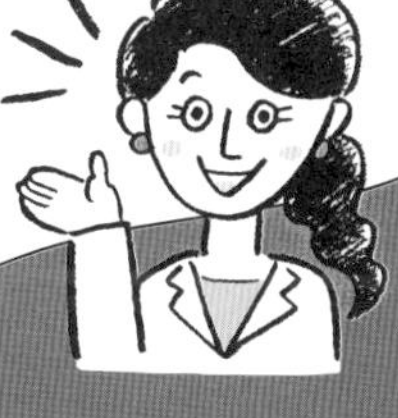

## 美肌・美白効果◆
## クリアでつやつやな赤ちゃん肌がよみがえる

「プラセンタ療法を始めると、肌がしっとりしてクリームがいらなくなった」
「くすみが消えて色白になったみたい」
「肌にツヤが出た」

このように、プラセンタ療法を始めた方はみなさん、その美肌効果を口にされます。プラセンタを始めたきっかけが、美容目的でなくても「なんだか肌がきれいになってきた」という人はとても多いです。

すでに述べたようにプラセンタにはアミノ酸や脂質、ビタミンその他、美肌を保つために必要な成分が豊富に含まれています。また新陳代謝も活発にしてくれて、つや、くすみ、さらに肌の弾力性を保つコラーゲンを生成させるといった効果があります。

ですから、シミ、シワ、つや、くすみ、ハリ、たるみ、乾燥肌、敏感肌、それからニキビまで幅広く、お肌の悩みをカバーしてくれます。

美肌を保つためのさまざまな作用を詰め込んだ、万能薬のような存在といえるでしょう。

**●プラセンタの持つ美肌作用はこんなに盛りだくさん！**

- シミ・くすみ
- ニキビ・吹き出物
- シワ
- 乾燥肌・敏感肌の改善
- たるみ
- アトピー性皮膚炎の後の色素沈着

## 美白効果◆できてしまったシミにも働きかける！

紫外線を浴びると表皮の基底層に存在するメラノサイトが活性化して、チロシナーゼという酵素の働きにより、チロシンという無色の物質から褐色のメラニンを作ります。これが日焼けやシミの原因となります。

プラセンタはこのメラニンが過剰に作られるのを防いでくれるのです。さらにお肌のターンオーバーを促進して、メラニン色素を排出させます。

つまりプラセンタはシミに対して予防をしてくれるだけでなく、できてしまったシミにも働きかけてくれるのです。

またプラセンタは血行を良くする効果があるため、くすみを取って、肌全体を白く、クリアな状態に持って行ってくれます。

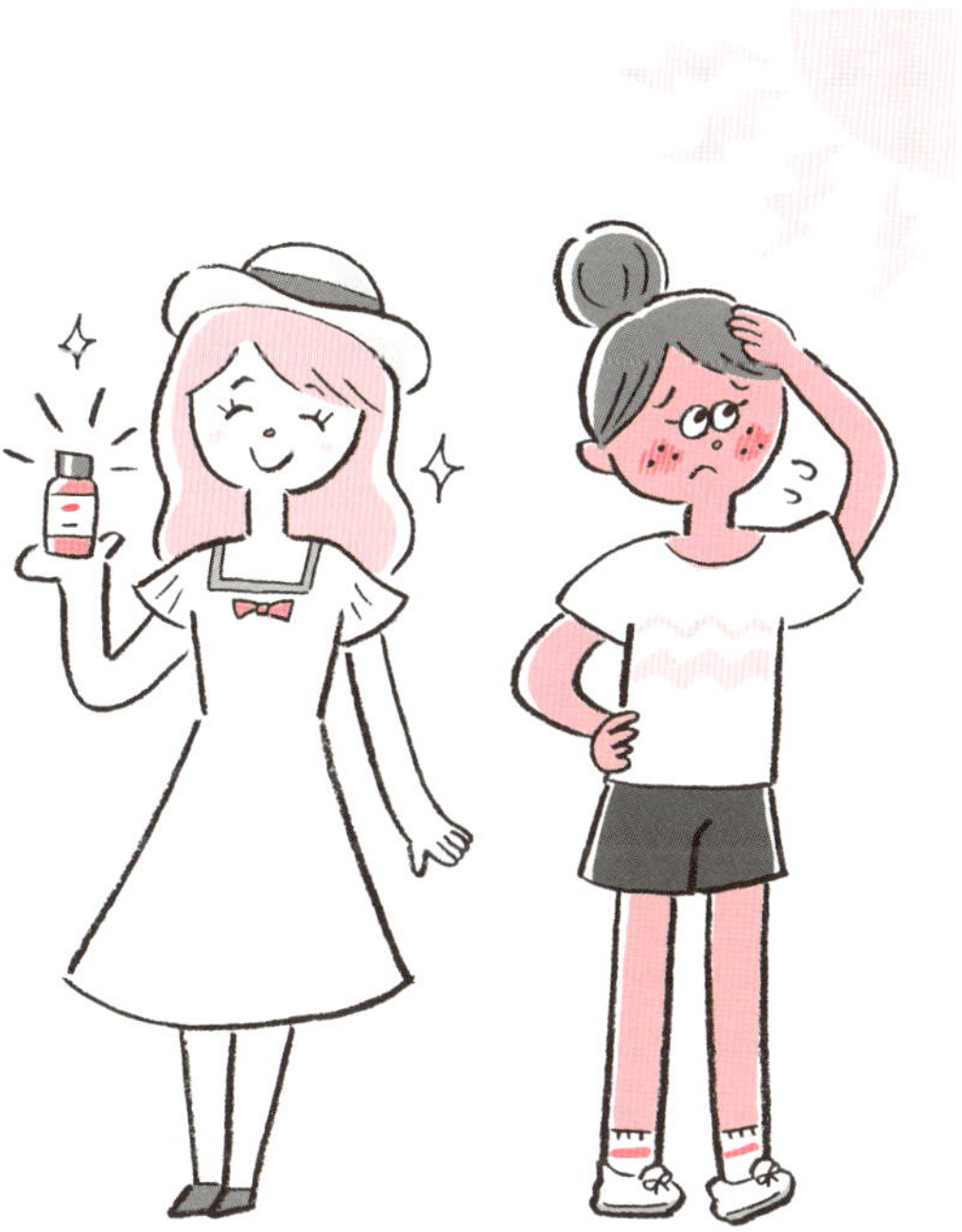

column

# プラセンタの美肌効果は私たちも実感しています

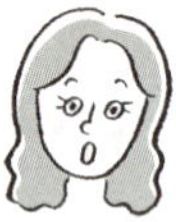

容子先生

プラセンタを打つとしっとり、吸いつくようなお肌になっていきます。顔だけでなく、全身が潤うのです。打つと打たないでは質感が全然違います。今では冬のかさつきもありませんね。

先日、エステに行ったら、エステティシャンの人に「今までどんなケアをされてこられたのですか?」と聞かれたんです。「プラセンタです」と答えたら、肌をしげしげと見られて、「いいお肌ですね」とほめていただきました。すっぴんだったので、ちょっと恥ずかしかったのですが、専門の方にそういっていただけたのはうれしかったですね。

美白作用も実感しています。私、昔はけっこう地黒だったのですが、今はだんだん白くなってきている感じがします。

**千春先生**

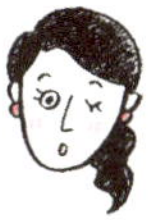

肌について一番感じるのは保湿力のアップですね。冬でも乾燥に悩むことがないんです。

特に身体に関しては、ボディークリームを塗らなくても乾燥の悩みはありません。やはりこれもプラセンタ効果かもしれません。

日々のお手入れはプラセンタ配合の化粧水、美容液、クリームをセットで使っています。また、レーザー治療やプラセンタのイオン導入も併用しています。

それと、やはり外側からだけでなく、内側からのケアも大切です。

## シワ・たるみ◆

# 小ジワだけでなく真皮ジワや表情ジワも徐々に改善

シワには皮膚の浅い部分でできる小ジワと、深い部分でできる真皮ジワ（大ジワ）、眉間や目じりにできる表情ジワがあります。

まず、小ジワができる原因は主に乾燥です。皮膚の表面にある角質層の保水能力や皮脂の分泌が低下すると肌は乾燥し、小ジワの原因になります。

プラセンタには角質の水分を保持する保湿作用や、皮膚の細胞機能を高めて細胞分裂を促す細胞分裂増殖作用があります。そのため、シワやたるみの改善にも有効です。

皮膚の深いところにできてしまった真皮ジワは、細胞の弾力やハリを保つエラスチンやコラーゲンの減少が主な原因です。

加齢とともに、エラスチンやコラーゲンを作る能力は衰えていきます。そこに紫外線のダメージが重なり、その結果、真皮の組織の弾力性が失われ、深いシワやたるみとなって現れてしまうのです。

プラセンタにはさまざまな「成長因子」が含まれると述べましたが、この中の「線維芽細胞増殖因子」が細胞を活性化させ、修復・再生をサポート。これによってコラーゲン、エラスチンの量が増え、お肌にハリが出て、シワやたるみが改善します。

効果の改善は人それぞれですが、美肌効果を実感できるのはプラセンタ注射を1週間に2回、1回2アンプルを10日前後続けると実感できることが多いようです。

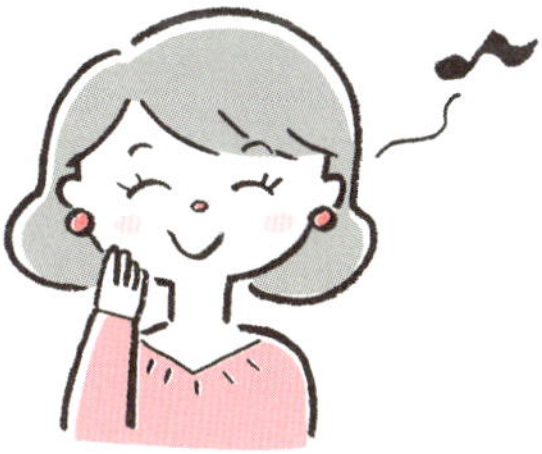

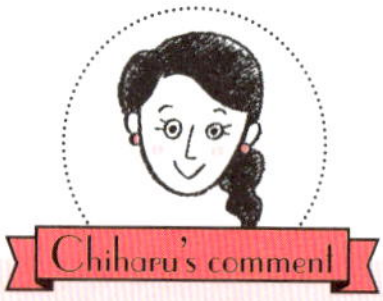


乾燥によってできる小ジワは保湿することで目立たなくなることもありますが、深いシワや表情ジワは日常のお手入れだけではなかなか改善しません。
表情ジワは長年の間、眉間にシワを寄せたり、笑ったりすることによってできるものですから、年齢とともに深くなっていきがちです。
こうしたシワに対しては、ボトックス注射が効果的です。ボトックスは神経伝達物質（アセチルコリン）の働きを抑えることによって筋肉と神経の連結を遮断します。これによって表情にともなうシワがアイロンをかけたようにピンと伸びるのです。またこの施術を繰り返し行うことで顔にシワが深く刻まれるのを防ぐ予防的な役割もあります。
またほうれい線などたるみによって起こるシワに対しては、ヒアルロン酸注射やＲＦ（ラジオ波）など顔全体に熱を入れることでたるみを改善させる施術が効果的です。

こうした施術も選択肢に入れるとシワに対して効果的なアプローチができます。もちろん日ごろのお手入れが重要であることはいうまでもありません。

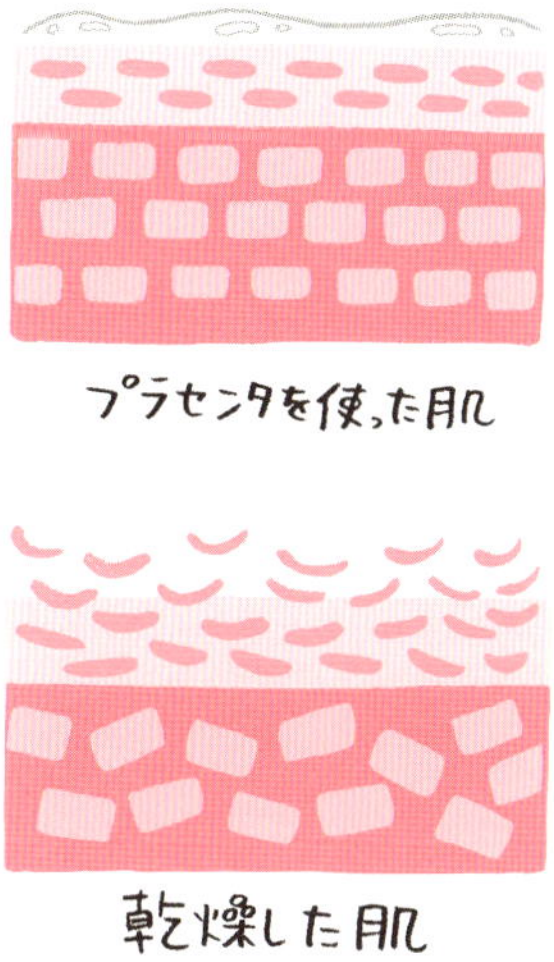

column

# プラセンタは化粧品としても スペシャルな効果を発揮！

プラセンタは、美肌・美白効果やシミ・たるみ・シワへの効果など数多く活用されていますが、ここ近年はその成分に着目した化粧品も多く出てきています。

例えば、保湿効果の高いヒアルロン酸、セラミド、コラーゲンなどの成分を配合した、化粧水やクリーム・美容液などのスキンケア化粧品です。

特に、肌の乾燥や肌のトラブルで悩んでいる人にとっては、うれしいことだらけの化粧品ですよね。私にとっても、本当にありがたい化粧品になっています。

私は幼少時からアトピー性皮膚炎を患っていたので、いつも肌トラブルに苦しんでいました。そのため、安全で効果の高い化粧品がないかとずっと探し続けていたのです。

そんなときに、プラセンタと出会うことができました。

プラセンタが配合された化粧品を使い始めたら、今まで悩んでいた肌トラブルもなくなり、肌が元気になった感じがします。

プラセンタは化粧品でも大活躍です。

ニキビ①

# 3つの作用で大人ニキビを撃退してくれる

一昔前までは「ニキビは青春のシンボル」などといわれたものですが、最近では成人になってもできるニキビ、いわゆる大人ニキビで悩む人が増えています。

プラセンタには❶抗炎症作用、❷新陳代謝促進、❸ホルモン調節作用があり、これらが複合的に働いてニキビを改善してくれます。

**❶抗炎症作用**

ニキビは毛穴に皮脂や汚れなどが詰まって炎症を起こしてしまった状態です。プラセンタの抗炎症作用がニキビの炎症を抑え、改善させてくれます。

**❷新陳代謝促進作用**

お肌は一定のサイクルで生まれ変わり（＝ターンオーバー）を繰り返しています。

皮膚の奥で作られる新しい細胞が次々と表面へと押し上げられ、表面の古くなった角質と入れ替わります。ところがこのターンオーバーが乱れると、古くなった角質層が剥がれ落ちずにたまって、毛穴が詰まりやすくなります。

プラセンタは肌のターンオーバーを促進してくれるのでお肌の生まれ変わりが正常に戻り、ニキビも徐々に減っていきます。

**❸ホルモン調節機能**

思春期におけるニキビの原因の一つにホルモンバランスの乱れがありますが、プラセンタの持つホルモン調整作用がニキビの発生原因を抑えてくれます。

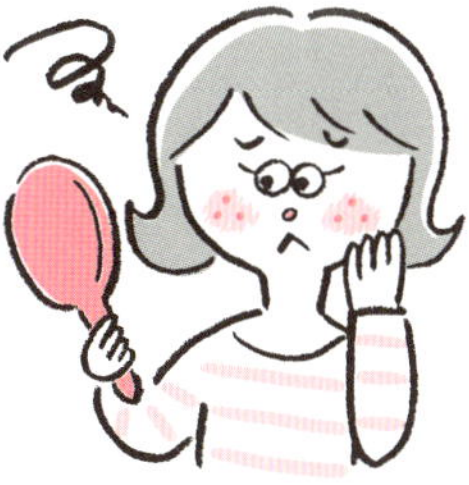

ニキビ❷

## ニキビ跡の改善効果も！

さらに、プラセンタにはうれしい作用があります。それは「ニキビ跡」に対する改善効果です。ニキビ跡は炎症によって周囲の組織がダメージを受けて、肌表面が凸凹になったり色素沈着などの跡（痕）になってしまった状態です。

特に皮膚が凸凹になってしまった跡は一度できてしまうと、スキンケアや外用薬などではなかなか治りません。

治療としてはレーザー、ピーリングなどがありますが、なんとプラセンタにもニキビ跡を治す効果が期待できるのです。

それが顔にプラセンタを注入するメソセラピー療法です。プラセンタにはコラーゲンの生成を促す効果がありますから、ニキビ跡を徐々に目立たなくさせます。また先ほど述べたターンオーバーを正常にすることもニキビ跡の改善に役立ってくれます。

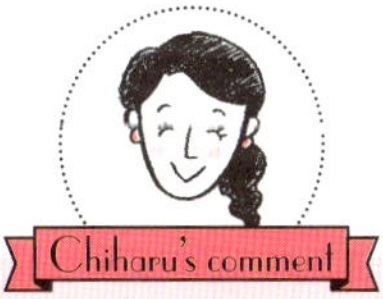


ニキビは皮膚科で治療できる皮膚疾患です。ところが、なかなか皮膚科を受診せず、診察したときにはすでに難治化、重症化しているケースが多くあります。

2008年に「アダパレン」、2014年には「過酸化ベンゾイル（BPO）」という薬が承認されたことで、ニキビ治療の選択肢は飛躍的に広がりました。

ニキビは適切な治療で治ります。しかし、瘢痕（ニキビ跡）になってしまうと治療が難しくなります。将来的にニキビ瘢痕を残さないためにも、早期に適切な治療を施していただきたいと思います。保険治療で限界のあるニキビ跡などにはレーザー治療やケミカルピーリング、プラズマ治療、プラセンタ療法などの自費診療を組み合わせることで、有効なニキビ治療が期待できます。

エイジングケア

## 強力な抗酸化作用で若々しさを取り戻す

私たちは年を取ると、さまざまな老化現象が起こります。老化現象の原因のひとつに活性酸素の発生があります。私たちが呼吸で体内に取り込む酸素の約2％が活性酸素に変わるのですが、この活性酸素は非常に強い酸化力を持っています。この作用で細菌の侵入から身を守ったり、酵素の働きをアシストしてくれるのですが、困るのは活性酸素が増えすぎてしまうこと。

活性酸素の過剰な発生を抑えることが老化現象を遅らせ、若さを保つためにはとても大切です。うれしいことにプラセンタは活性酸素の発生を抑えてくれる強力な作用を持っています。

活性酸素を除去するためには抗酸化力の高い栄養素を摂ったり、食べ物を食べるといったことがよくいわれますが、食事から十分な抗酸化物を摂ることが難しいという人も多いと思います。そんな人にもプラセンタが力になってくれます。

プラセンタを始めると、「くすみが取れて色が白くなった」「乾燥が治ってしっとりしてきた」という方が多いのですが、それは身体の表面で起こっている抗酸化作用です。実は体の中でも同じように抗酸化作用が起こっていて、内臓が細胞レベルで若返り、元気になっているのです。見える部分だけでなく、見えない部分も若く、健康になっているなんて、とてもうれしいことですね。

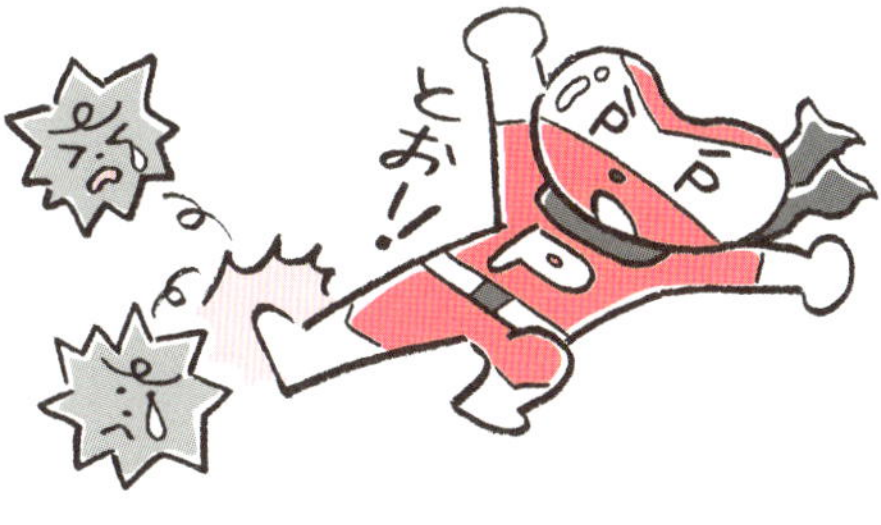

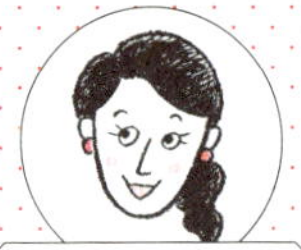

Chiharu's story 2.

# 子育てにも全力投球中

「千春先生はお子さんが4人いて、開業されて、学会にも出られるなんて、なんでそんなにエネルギッシュなんですか」と驚かれることもあるのですが、そういわれてみれば人より活動量は多いかもしれません（笑）。

1日仕事して、家に帰るなり、家事をやって子どもの面倒を見て、宿題も見て……、もちろんひとりですべてはできませんから、家事はお手伝いさんに助けてもらっていますが、1日中、フルに活動している感じです。

でも、イライラしたりということはほとんどないですね。

もともとあまり怒りっぽい性格ではないせいもありますが……。嫌なことがあったとしても、すぐに忘れてしまうタイプですし（笑）。

子どもに「ダラダラしてないで勉強すればいいのに……」と思うときもありますが、「今は受験で大変だろうな」とか「これをいわれたらいやだよね」

などと、子どもの立場になって考えてしまうんです（笑）。

## 私の「元気」を支えてくれるプラセンタ

自分のクリニックの仕事以外でも、ヒアルロン酸やボトックス注入の指導医としての仕事もあります。また学会に出席したり、講演をしたり、やることが満載ですのでお休みはほとんどありませんね。

しっかりお休みが取れるときはたまった家事をこなして、家族や友人と趣味のゴルフに出かけたり、観劇をして楽しんでいます。

こうして考えると365日動いていますね（笑）。

でもこうやって元気に動き回ることができるのも、プラセンタの力が大きいのかなと思っています。

プラセンタは長年活用しているもので、私にとってごく普通にあるものというか、日常に組み込まれたものです。

ですからその効果も普段はあまり意識していないのですが、改めて考えてみると、やはりプラセンタなしでは私の生活は成り立たないのかなと思いますね。

## 「千春皮フ科クリニック」を開業

6年前に自分のクリニック「千春皮フ科クリニック」を埼玉県さいたま市に開業しました。

私が皮膚科医になったのは、自分が幼少時代にアトピー性皮膚炎だったことが大きく影響しています。

アトピー性皮膚炎のつらさは身をもって知っていますから、同じように肌に悩みを持つ方々のお役に立ちたいというのが私の夢でした。

念願かない皮膚科医になり、大学病院を始め、いくつかの病院を歴任し、経験を積みました。最終的にはやはり自分のクリニックを立ち上げたいという思いがあり、6年前に開業しました。

皮膚のトラブルは、重症疾患はもちろんのこと、小さな病状であっても「目に見える」ものです。それだけに患者さんの心の負担が大きく、みなさん、本当につらい思いをされています。

微力ではありますが、患者さんの笑顔を取り戻したいという気持ちが私の原動力になっています。

## プラセンタの未来

皮膚の専門医として美容医療において15年以上にわたって取り組んできました。美容医療でよく知られるレーザー治療やヒアルロン酸注入などはやはりアンチエイジングに対して即効性があります。

でもそれだけではダメで、やはり身体の中からのアンチエイジング、改善ということも同時にやっていかなくてはいけないんですね。外側からだけではカバーできない部分がどうしてもあるわけです。

その中にあってプラセンタ療法は内側からも外側からもアプローチできる貴重な存在だと思います。

私のクリニックの患者さんは私と同年代、アラフォー・アラフィフの人が多くいらっしゃるのですが、この年代の女性って、仕事もして子育てもして、中には親の介護も抱える人もいて、女性として一番忙しい時期でもあるわけです。更年期の問題を抱える人も多くいらっしゃいます。

私のクリニックはそんな女性の健康と美容を支える存在でありたいと思っています。その私の考え方にも、そして女性のニーズにピッタリ合うのがプラセンタだと思うんです。疲れを取って体を元気にしてくれるし、美容にもいい。更年期の症状も和らげてくれる。美容と健康に悩んでいる方にはぜひ一度プラセンタを試してみて欲しいと思いますね。

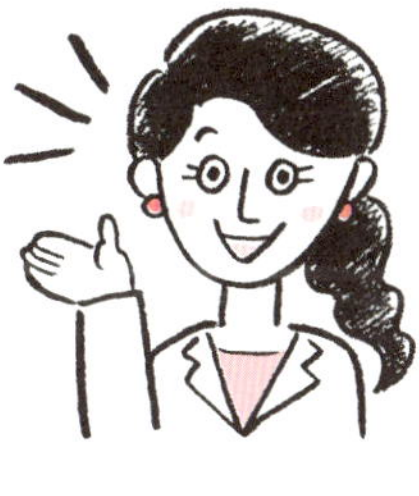

column

# 千春先生 beauty tips

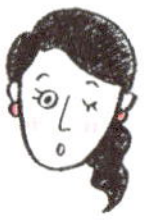

**食事**

健康維持のためには腸内環境を整えることが大切といわれており発酵食品を多く取り入れるようにしています。毎日しっかりいただきます。食生活に関しては肌を含めた全身の健康には、次の食品が良いとされています。

「まごわやさしいよな」

ま：豆類
ご：ごま
わ：わかめ（海藻類）
や：野菜

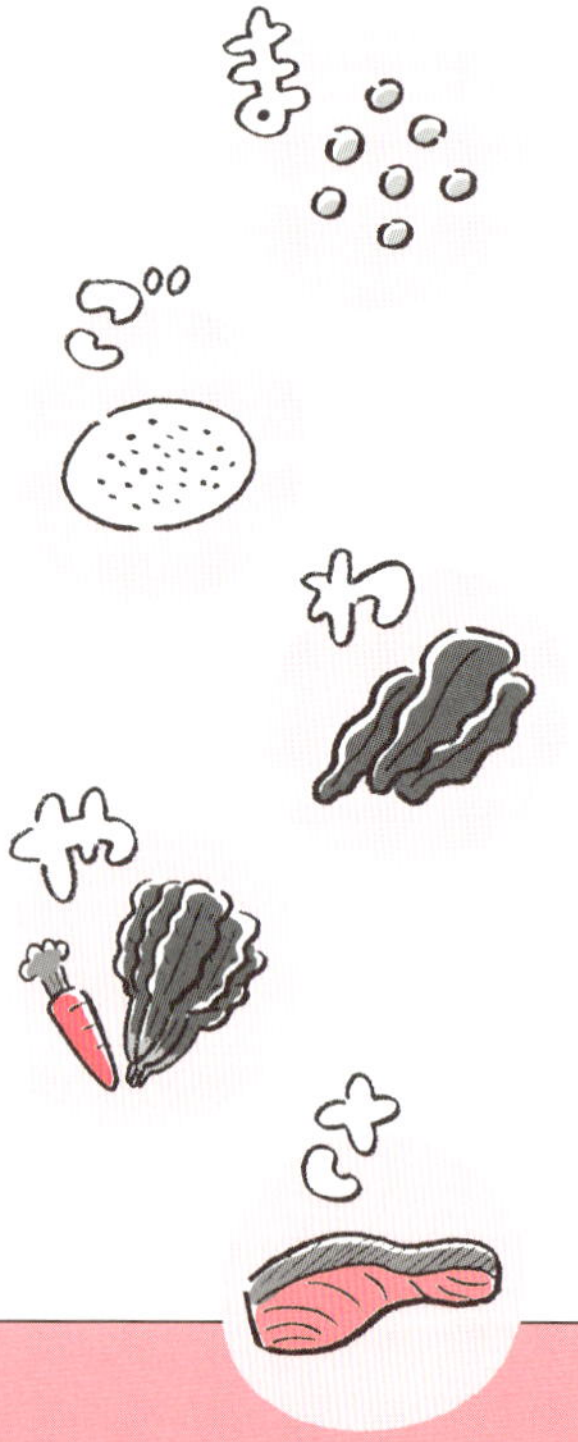

さ：魚
し：しいたけ（きのこ類）
い：いも類
よ：ヨーグルト（発酵食品）
な：ナッツ類

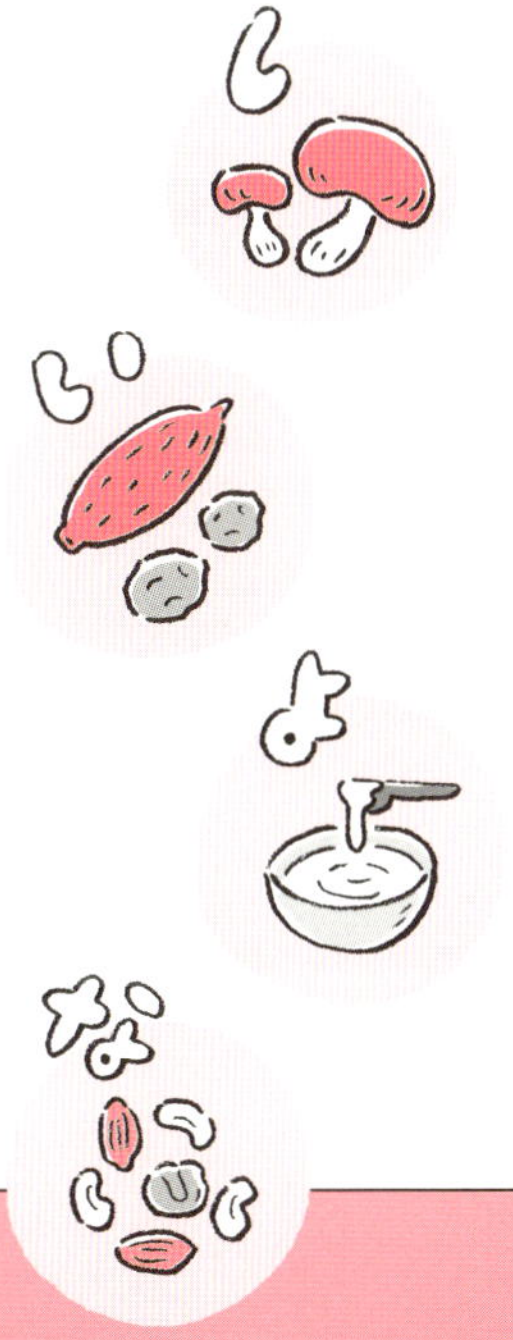


豆類には女性ホルモンのエストロゲンと似た作用があるイソフラボンが豊富に含まれています。エストロゲンには美肌作用がありますが、閉経後、その分泌量が減少するので豆腐などで補うことができます。

ごまやナッツ類に含まれているビタミンEは、肌を保護するバリア機能を強化。わかめなどの海藻類は食物繊維の宝庫です。食物繊維は便秘を予防・改善し、肌を内側からきれいにしてくれます。

野菜やいも類にはシミの原因となるメラニンの沈着を抑えるビタミンCが

column

含まれています。特にビタミンCを多く含むのはブロッコリーやピーマン、ゴーヤ、パプリカ、パセリなどです。魚の油も肌には好影響を与えます。

特にイワシやサバなどの青魚には不足しがちなオメガ3系の油が豊富に含まれています。オメガ3系の油は血液をサラサラにするので美肌効果も期待できます。

しいたけに含まれるビタミンDはカルシウムの吸収を高め骨の健康維持に役立ちます。

ヨーグルトなどの発酵食品は腸内環境を整え免疫力の向上や美肌効果が期待できます。

**お昼寝**

日ごろから睡眠不足になりがちなので、私はよく「お昼寝」をします。午前中の診察が終わって午後の診察までの間に時間の取れるとき、LEDのライト「ヒーライトⅡ」を当てながら30分ほどの睡眠をとります。

こちらの「ヒーライトⅡ」は、590㎚と830㎚の2波長が連続照射（無痛）し表皮～真皮までエネルギーが浸透するため、コラーゲン生成や肌のターンオーバーを促進してくれるのです。とても暖かくリラックスできます。

お昼寝しながらのこの効果は忙しい私にとってなくてはならない時間です。また、仮眠をとると血圧も下がるため、心臓病や脳梗塞の防止につながるというデータもあります。職場環境にもよると思いますが、睡眠不足を補うためにもお昼寝はお勧めですよ。

## デイリーケア

私の肌はアトピー性皮膚炎のため、乾燥やストレスで肌あれが出現します。乾燥を防ぐには保湿が欠かせません。

脱油作用の強いオイルクレンジングや刺激の強いもの、熱めのお湯での洗

column

顔は乾燥の原因になるので禁物です。

洗顔はたっぷり泡だてて、やさしく洗うのが基本です。顔の皮膚、特に目の周りの皮膚は弱く、擦るだけでも傷ついてしまいます。この部分は特に気を付けてやさしくなでるように洗っています。

洗顔後はプラセンタ入りの化粧水をたっぷり塗り、手のひらでやさしく押し込むようにして、美容液を浸透させていきます。そして、クリームやオイルで潤い蓋をするのがスキンケアの基本です。

朝は日焼け止めクリームやUVカット配合の化粧品を使用し、外出時は日傘にサングラスで紫外線ケアをしています。

**入浴**

お風呂の温度は40～42度に設定し、湯舟に10～15分入浴しています。このくらいの温度と入浴時間の場合、リラッ

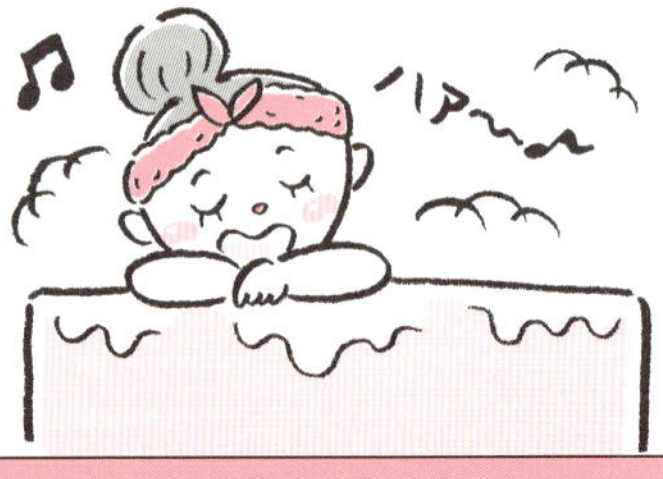

クス効果のほかに、体内の「ヒートショックプロテイン」が増加して、傷んだ細胞を修復し免疫を強化してくれます。血行を促進させる水素や炭酸を発生させるタブレットを入れるのもお勧めです。

**運動**

12年前、双子の出産時に切迫早産のため半年間入院し、ベッド上で24時間の持続点滴を余儀なくされました。その結果、体中の筋力が低下、30代で膝に水が貯まるなど、下肢のトラブルに見舞われました。

普段の生活はもちろんですが、子育てには体力も筋力も必要ですので、食事に気を使い、プラセンタ注射や軽い運動も取り入れ、今でも続けています。最近では毎日スクワットを100回、双子の娘と一緒に行っています。

スクワットは、下肢の筋力強化につながるだけでなく、背筋、腹筋などあらゆる部位の筋肉を動かすので全身運動として非常に効果の高い運動だと思

column

います。体形維持にも良いですね。

また、体液の循環も良くなるので腸の動きも活発になります。実は、私のクリニックはビルの5階にあるのですが、どんなに重い荷物を持っていても、少々疲れていても、階段でクリニックまで昇降しています。

毎日少しでも運動するように心がけている結果、先日の健康診断で、骨密度も筋力も人並み以上という、うれしい結果がでました。

## 肌あれを起こしてしまったら

余計なお手入れを止めてファンデーションは使わず、炎症を抑える効果のあるプラセンタローションを使って肌をケア、プラセンタ注射もします。睡眠をよくとりビタミンの豊富な栄養のある食事をします。食事でとれないときは、サプリメントで摂取しています。

規則正しい生活が基本ですが、50代となり、仕事だけでなく子育ても現在進行中の忙しい毎日の中で、いかに短時間で美しく健やかにいられるかを考えると、時にはレーザー機器などの力を借りてケアすることも必要だと思います。

例えば、お顔全体の肌質改善やくすみ、毛穴などに効果のあるフォトブライトフェイシャルや真皮層のコラーゲンを増生させ、美白効果をもたらすマッサージピールなどがあります。私も1か月に1回時間をつくり施術しています。

きれいになりたいウサギのまゆと
先生のプラセンタ本音トーク！②

# ちょっと聞きづらい、治療費について聞いていいですか？

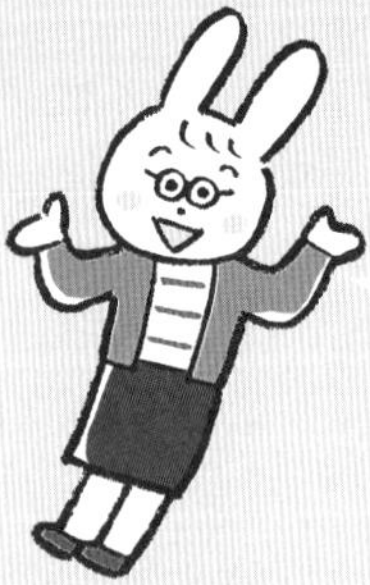

**まゆ** 「プラセンタ注射は自費の場合、どのぐらいするのでしょうか？」

**Dr.容子** 「クリニックによって異なりますが、1アンプルで1000～2000円程度のところが多いようですね」

**まゆ** 「1アンプルでも効果がありますか？」

**Dr.千春** 「そうですね、症状にもよりますが、例えば美容目的であれば2アンプル以上のほうがいいですね。それを週に2回打つことで効果が早く出やすくなります」

**まゆ** 「そんなに恐れるほど高価なものではないので、私にも続けられそうです。でもお給料前とか、お金が足りなくなったらどうすればいいですか（笑）？」

**Dr.千春** 「その場合は無理しなくて大丈夫。美容目的であれば絶対こうでなければいけないという決まりはありません。無理のないところで、週に1回でもいいし、

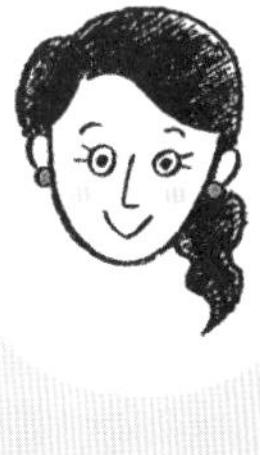

何回か続けて打って、効果が実感できたら休んでもいいです。予算がこのぐらいですと正直に相談してくだされば、それに合わせて組み立てることもできますし」

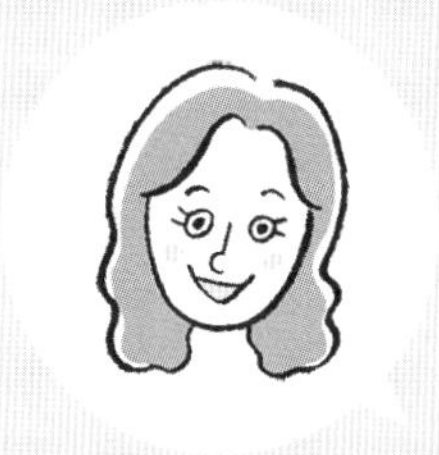

Dr.容子「ただし、更年期障害など治療目的の場合は、医師の指導に従ってくださいね。プラセンタはやっぱりある程度続けることで、効果がしっかり出てくるものなので、長期的視野で臨むということが大事だと思います」

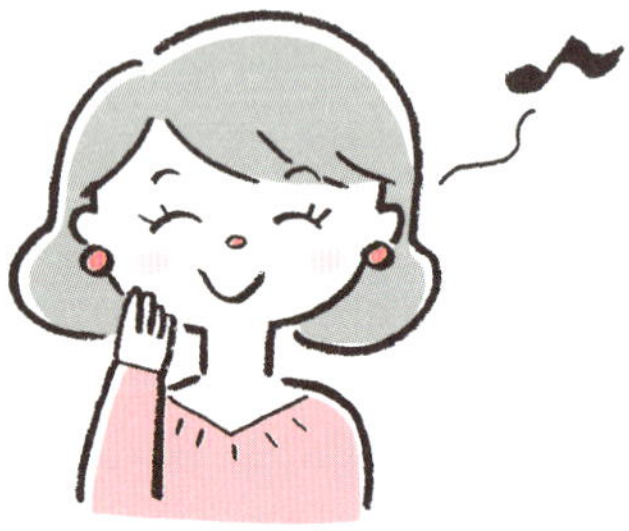

chapter 3

# 更年期障害、冷え性、生理痛…女性の悩みを片っ端から改善！

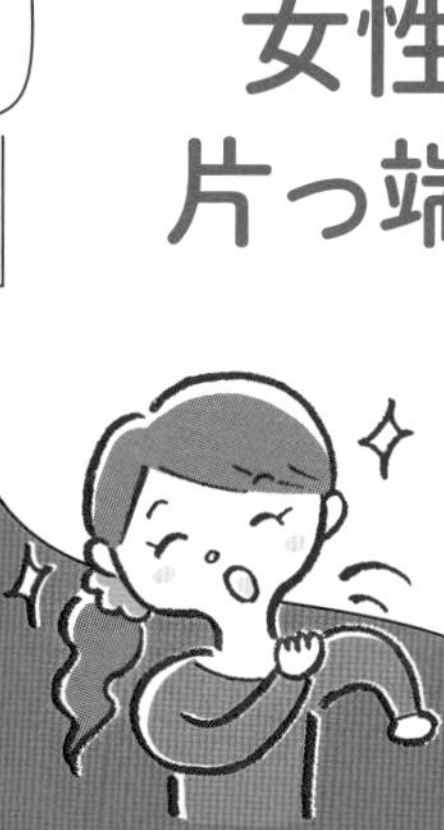

## 更年期障害◆体にやさしく、自然な形で改善してくれる

女性の閉経前後5年間、合わせて10年ほどを更年期といいます。閉経に向かって女性ホルモンの分泌が徐々に減少していきますが、これにともなって体にさまざまな変化が訪れます。

こうした症状がひとつだけではなく、いくつも重なって現れることもあります。身体の症状と精神的症状が加わり、つらい思いをされている方は治療を受けることをおすすめします。

プラセンタ（メルスモン）は、ホルモンバランス、自律神経のバランスを整えるなどのプラセンタの作用で更年期の症状を軽減します。

女性ホルモンにはエストロゲン、プロゲステロンなどがありますが、プラセンタは特にエストロゲンの材料となるエストラジオールを増やす作用があるとされています。更年期になるとエストラジオールの値が下がっ

## 更年期障害は全身に現れる!

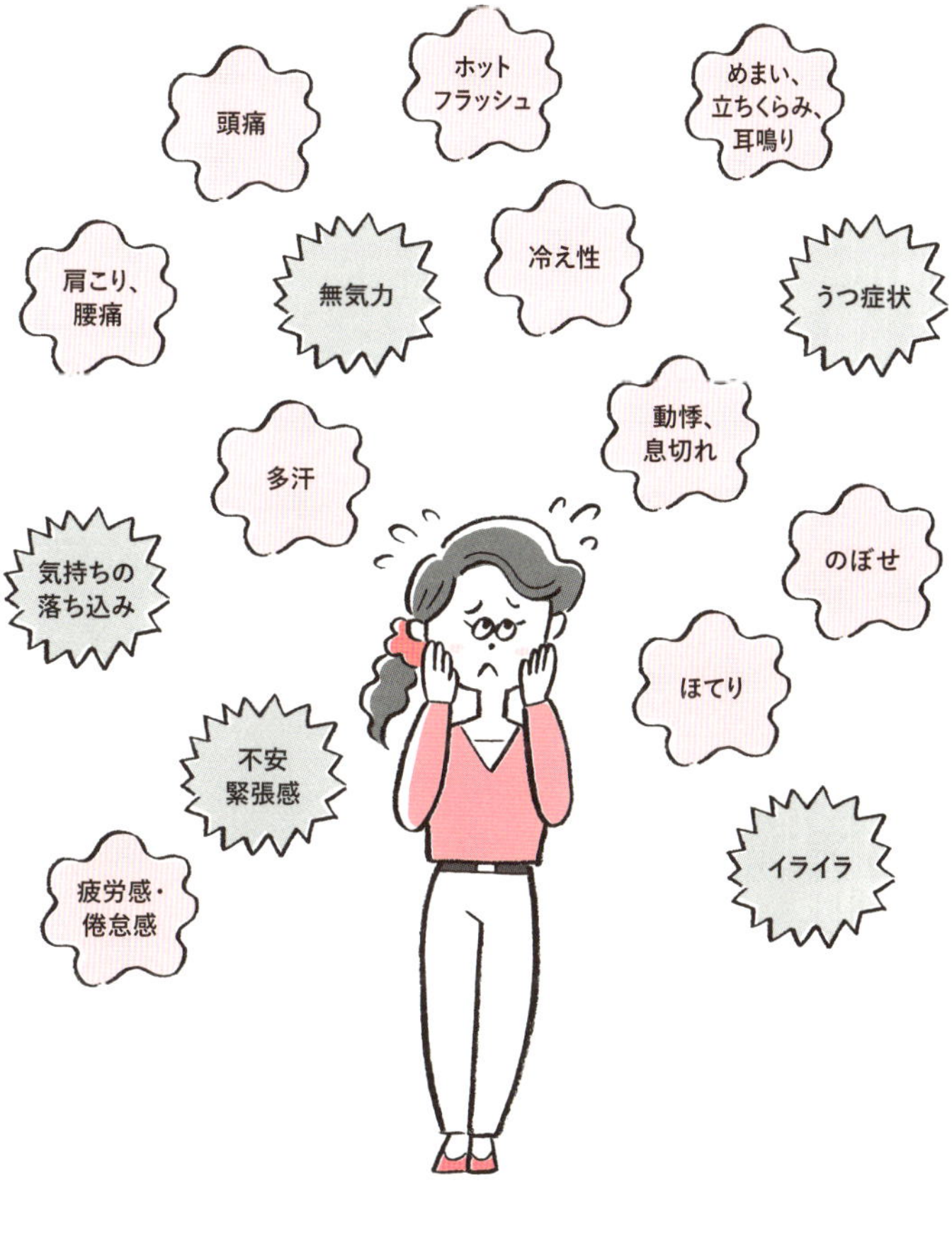
頭痛
ホット
フラッシュ
めまい、
立ちくらみ、
耳鳴り
肩こり、
腰痛
無気力
冷え性
うつ症状
動悸、
息切れ
多汗
気持ちの
落ち込み
のぼせ
ほてり
不安
緊張感
疲労感・
倦怠感
イライラ

てきますが、これが発汗やイライラなどの症状を起こすといわれます。

またプラセンタの持つ血行促進作用、疲労回復作用、免疫賦活作用、貧血改善作用などの作用も、更年期障害の改善をバックアップしてくれます。

なおプラセンタはホルモンバランスを整えてくれますが、プラセンタ自体にホルモンは一切入っていません。

更年期障害の治療としては、ホルモン補充療法や抗うつ剤・安定剤などの薬物療法がありますが、ホルモン療法や薬物療法には抵抗があるという方にもプラセンタ療法は受け入れられやすいと思います。

また更年期障害だけでなく、生理不順、生理痛、月経前症候群（PMS）の改善にも有効とされています。

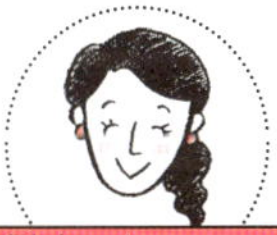

Chiharu's comment

私も年齢的に更年期に入っていて、同年代の友人からは「家から出られない」「家事ができない」など深刻な悩みを聞きます。

ところが私は今のところまったく症状がなく、毎日とても元気に活動できています。たまに会う友人からは「学生時代からまったく変わらないね」とうれしい言葉をかけてもらうこともよくあります。これもプラセンタのおかげかもしれません。

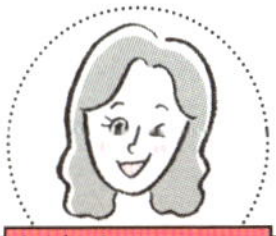

Yoko's comment

私も更年期真っただ中ですが、毎日明るく元気に過ごせているのはプラセンタのおかげが大きいと思っています。

## 不妊・不妊治療にもプラセンタが使われている！

近年、増加しているといわれる不妊症にもプラセンタは効果的です。実際、不妊治療にプラセンタ療法を取り入れているクリニックも増えてきています。

プラセンタが不妊治療にも注目されている理由は次ようなものがあります。

### ❶女性ホルモンを整える

前述のように、プラセンタはエストラジオールの値を上げて、エストロゲンを整えてくれる作用を持ちます。エストロゲンには卵胞の成熟を促したり、子宮内膜を厚くして卵を着床しやすくさせるなどの作用があります。エストロゲンの分泌量が減ると妊娠しづらい身体になってしまい、不妊症を招きます。つまり、妊娠するためには、エストロゲンの値が正常に保たれていることが欠かせないのです。体外受精の治療においてプラセンタを併用することで、治療成績を上げているクリニックも増えてきているようです。

**❷卵胞の質を改善**

プラセンタには細胞を活性化させる成長因子が豊富に含まれているため、卵胞の質を改善して、妊娠しやすい状態に導いてくれると考えられます。

**❸血行を良くして子宮や卵巣の機能をアップさせる**

プラセンタには血行促進効果もあります。血流が良くなることで子宮や卵巣の機能がアップして、妊娠に備えます。

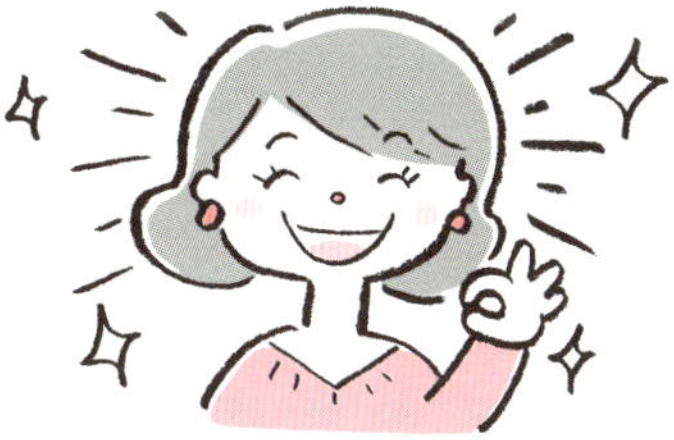

## 冷え性◆冷えの悩みを根本から解決！

冷え性は実に多くの女性の抱える悩みです。冬に足先が冷たくて眠れないのは本当につらいものですね。ある調査では「体の冷えを感じる」と答えた女性は20代、30代で8割にも上るそうです（キリン食生活文化研究所）。

一口に冷え性といっても原因はさまざまです。

まず血液の流れが悪くなって、手足の先が冷えてしまう場合です。また自律神経やホルモンの乱れ、栄養不良によって起こる冷えもあります。私たちの体の熱は筋肉で作られますが、筋肉の量が少ないと、体内で熱をしっかり産生できず、冷えの原因となります。

プラセンタには血行促進効果、造血作用、自律神経、ホルモンの調整効果がありますから、冷え性の改善を力強くサポートしてくれます。

またプラセンタには基礎代謝を上げてくれる作用もあります。代謝が良くなることでも冷え性の改善が期待できます。

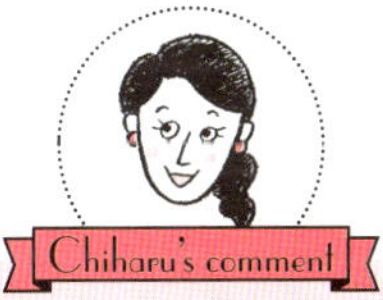


私がプラセンタ療法を始めて真っ先に感じたのが冷え性の解消です。それまで冬場になると足が冷たくて寝付けないことがありましたが、プラセンタを始めてからはそういうことが一切なくなりました。

冷え性に悩んでいる女性は試してみる価値があると思います。

## 便秘◆腸の働きをアップさせて自然な形で解消

便秘に悩む女性は多いものですが、原因のひとつとして自律神経の乱れがあります。腸の働きをつかさどっているのは自律神経ですが、ストレスがあったり、疲労が強いと、自律神経が乱れて腸の働きが悪くなり、便秘になりがちです。プラセンタはこの自律神経を整えてくれるので、便秘を徐々に解消させてくれます。

また同じく腸の働きを改善することで、下痢や軟便などにもよい効果をもたらしてくれます。

## 薄毛◆薄毛治療の最前線でも活躍

薄毛というと男性の悩みというイメージがあるかもしれませんが、女性にとっても大きな悩みとなっています。

実際、女性の薄毛の相談は増えています。薄毛は外見的、容姿的、精神的にも負担は大きいのです。

プラセンタは育毛、発毛にも効果が期待できます。まず血行促進作用があるため、頭皮の血行を良くして、髪の毛を作る毛母細胞に十分な栄養をいきわたらせることができます。これによって抜け毛が減り、育毛作用をもたらします。

またプラセンタにはホルモン調整作用もあり、ホルモンバランスを整えることで発毛・育毛も期待できます。

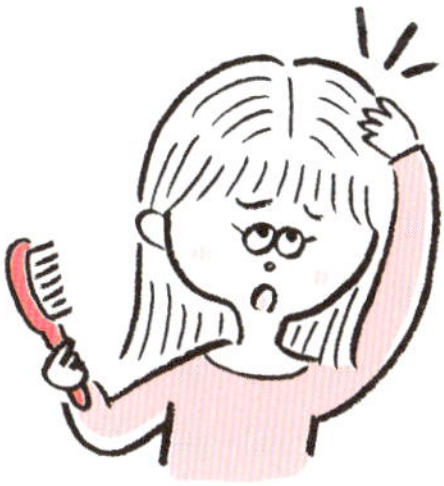

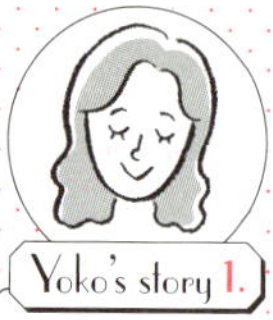


# ゼロの状態から東京の生活を始めた私

私がプラセンタを取り入れたのは、ストレスで体調を崩したことがきっかけです。

自分でいうのもおかしいかもしれませんが、子どもの頃から私は優等生でした。

医師の家系に生まれ、自分も医師になりたいというのが子どもの頃からの夢でした。その夢をかなえて医師となり、地元の病院の後継ぎである男性と結婚。2人の子どもにも恵まれました。

ここまでは順風満帆な人生といえるかもしれません。

ところが事情により、私は結婚生活を含めて、それまで築いてきたあらゆるものをリセットせざるを得なくなってしまったのです。

生まれ育った広島を離れ、何のツテもないままに上京し、子どもたちと新たな生活を始めたのです。大好きな親友の年賀状3枚を大切に持ち……。

## 燃え尽きて倒れた私を救ってくれたもの

当時の私は必死でした。とにかく住むところを見つけ、子どもたちを学校に通わせ、新しい生活の基盤を作ることだけに全力を注ぎました。無我夢中で頑張って、どうにか子どもたちが新しい環境にも慣れ、新しい生活もなんとか軌道に乗り始めました。

「ああ、よかった」と安堵したそのとき、私は燃え尽きてしまったのです。はりつめていた糸が切れたように気力を失い、寝込むほど。精神のバランスを崩してしまい、本当につらい思いをしました。

精神科医ですから、こういうときどうしたらいいかは頭では十二分にわかっているはずなのに、身体がいうことを聞かないのです。

近くの精神科医に救いを求めましたが、同時に始めたのがプラセンタ療法でした。

注射を打ち始めてすぐに「あれ？　何かが違う」という感覚がありました。気分が軽くなるというか、なんだか調子がいいのです。

プラセンタ以外にも、鍼やマッサージといったメンテナンスも受けたのですが、これらも相乗的にいい効果を生んでくれたと思っています。

プラセンタにしても鍼・マッサージにしても、施術者にゆだねて自分は何もしなくていいというのがポイントでした。心身ともに疲労困憊していた私にとって、これはとてもありがたいことでした。

## プラセンタが支持される理由

プラセンタについては広島の病院に勤務していたときから知っていまし

た。その病院で肝機能障害にラエンネックを採用していたからです。

そのときにプラセンタが美容やその他の目的にも使われると聞いたのですが、当時は深く関心は持ちませんでした。

ただ、プラセンタ注射を受けた患者さんの肝臓の数値が良くなっているのは間違いなく、効果の確かさは理解していました。

その後、広島の母がプラセンタ注射を受けて「これをやると調子がいいのよ」といっていたことがありましたが、そのときも「それはよかった！」という感想を持っただけで終わってしまいました。

まさかその数年後に、自分がプラセンタ療法を受けることになり、それに救われるとは思ってもみませんでした。

## 元気を取り戻し、独立開業へ！

その後、すっかり元気を取り戻した私は開業（神楽坂ストレスクリニック）を決意。場所は大好きな街、神楽坂に決めました。

神楽坂という街が好きで、ここで開業する医師って実は多いんです。地域の先生方とも広く交流がありますが、みなさん、趣味が多彩で、心が豊かで、話していて楽しい人ばかりです。

開業に際しては、自分を救ってくれたプラセンタ療法をぜひとも取り入れたいと思い、採用しました。

ただ、それを大々的に宣伝したり、こちらから積極的に患者さんに勧めるということはまったくしていません。

患者さんの方から「プラセンタ療法をやっているのなら試したい」という要望があればお応えするという感じでした。

そのうち、ほかのクリニックでプラセンタ療法を受けていて、当院でもやりたいという人がいたり、または「プラセンタをやっているクリニック」で検索して当院にたどり着いた人も来たりして、じわじわと広まっていきました。

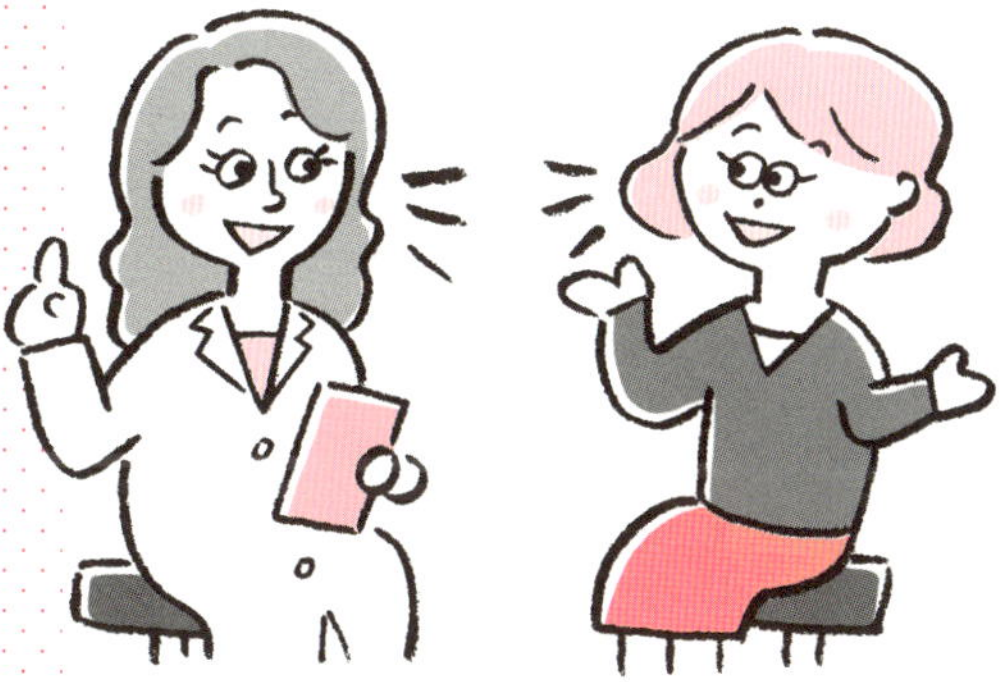

きれいになりたいウサギのまゆと
先生のプラセンタ本音トーク！❸

# まゆのリアルな悩み、聞いてもらっていいですか？

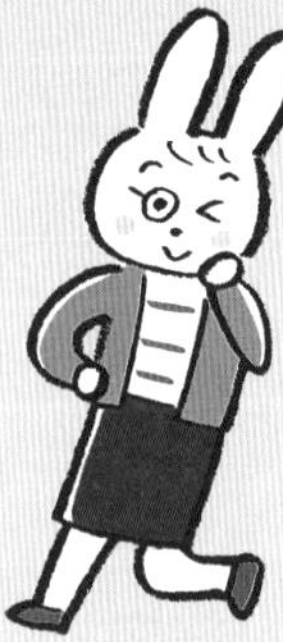

**まゆ**「私の悩みはひどい冷え性と疲れやすいことです。ちょっと無理をすると翌日がつらいんです。朝、起きられなくて……」

**Dr.容子**「やっぱり女性は40代にさしかかると、若いときと比べるといろいろ変化が起きますよね。でもプラセンタを打つと、朝、疲れが残らずにスッキリ起きられますよ。疲労回復が早くなるのと、睡眠の質が良くなるので、それも大きいと思います」

**Dr.千春**「朝がラクになるのは私自身も実感しました。それと冷え性にも本当に効果てきめんですよ。まずは試してみてほしいですね」

**まゆ**「……じつは私、アラフォーで独身なんですけど、まだ結婚も妊娠もあきらめたくないんです。彼氏もナシですが（泣）」

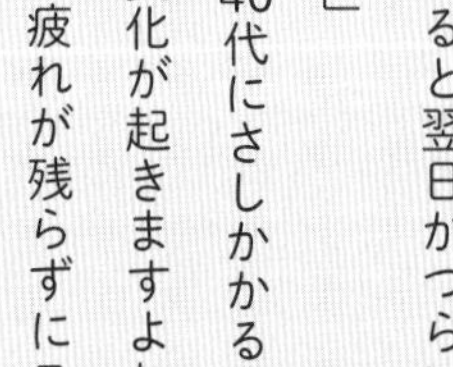

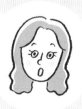

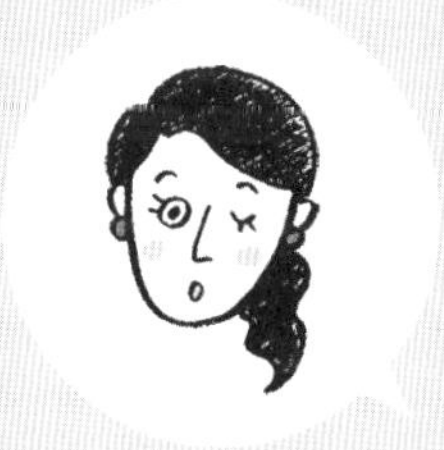

Dr.千春「あきらめることないですよ。私だって高齢出産の経験者ですから。4人目は40歳を過ぎて産んでいますし。医師としては高齢出産をお勧めするわけではありませんが、実際、とても増えていますから」

まゆ「ちょっと安心しました。でも、年齢とともに妊娠はしづらくなりますよね。そこでプラセンタなのですが、私も高齢出産になった場合を考えて、今からプラセンタを打っておけばなんとかなりますか？」

Dr.容子「そうですね、卵巣機能は40代から少しずつ衰え始めますが、プラセンタにはこの卵巣機能を向上させる作用があります。実際にプラセンタを不妊治療に取り入れているクリニックもあるようです。プラセンタを打てば確実に妊娠できるわけではないけれど、妊娠しやすい身体づくりという意味では、取り入れるのはいいと思いますよ」

まゆ　「わかりました！　高齢出産に備えてプラセンタ打ちます！」

「プラセンタも良いけれど、婚活が先では……？（笑）」

「ひ～～ん（泣）」

chapter 4

# プラセンタが「明るく、楽しい毎日」の扉を開く

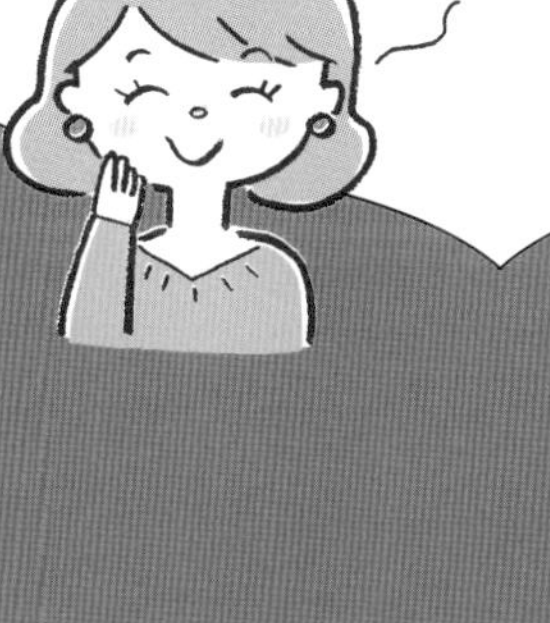

## プラセンタとメンタルのちょっと不思議な関係

「プラセンタを打つと、なにかが違う」
「体調がよくなった」
「気持ちが沈んでつらかったのに楽になった」

これは多くの方が持つ感想です。

プラセンタが精神的な症状に直接作用するかはまだわかっていません。しかしプラセンタには疲労回復作用、自律神経調整作用、血行促進作用があり、複合的に働いて、メンタルにも作用すると考えられます。

まず多くの人が最初に感じるのは疲労が取れ、疲れにくくなること。これは気分を上向かせるためにとても大きなことです。また女性の場合は肌がきれいになることで、気持ちが明るくなることも多いようです。

気持ちの余裕ができることで、自分を肯定し、まわりに対する配慮が

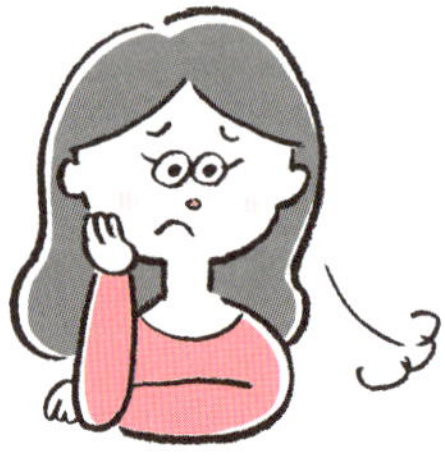

できるようになります。さらには仕事や趣味など、さまざまなことに取り組む意欲が出てきます。

さらにはプラセンタには抗ストレス作用があります。現代社会はストレス社会ともいわれ、誰もが多かれ少なかれストレスを抱えています。しかし過度のストレスは心身の負担となり、体調を崩す原因となります。

プラセンタ療法を行うと、状況は変わっていなくても、「気にならなくなった」「流せるようになった」という感想を持つ人が多くいます。

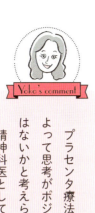

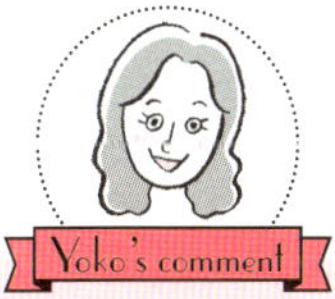


プラセンタ療法で心身の疲労が次第に解消されることによって思考がポジティブになり、病の軽快に結び付くのではないかと考えられます。

精神科医として日々、多くの患者さんに接していますが、どなたも他人に対する気遣いが強く、気苦労の多い人が多いです。その背後には「自分に対する不全感」があるように思います。プラセンタ療法を行うと、精神的なゆとりが生まれ、そのような弱点が補われ、思考が明るくなっていくように思います。

## 疲れにくい身体になる！

プラセンタは疲労を回復させるだけでなく、疲れにくい体質を作ってくれます。これはプラセンタに豊富なアミノ酸が含まれることや新陳代謝を活発にする作用が関係していると考えられます。新陳代謝が盛んになることで疲労物質を体外に排出することができるからです。

また自律神経のバランスを整え、気持ちを上げる効果があり、メンタルのアプローチからの疲労感を取り除いてくれる作用もあると考えられます。心身両面から、疲れを取り元気な体を作ってくれるわけです。

今の時代、みなさん多忙です。疲労も蓄積すると、心身に症状が現れてきます。もちろんそうなる前に休養を取ることが一番ですが、日々の疲れを取り除くためにはプラセンタを活用することも一案でしょう。

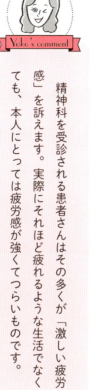


精神科を受診される患者さんはその多くが「激しい疲労感」を訴えます。実際にそれほど疲れるような生活でなくても、本人にとっては疲労感が強くてつらいものです。
ところがプラセンタ注射をすると、みなさんがまず口にするのが「疲労の軽減」です。
「疲れにくくなった」「朝起きたときの疲労感が全然違う」などという話は本当によく聞きます。疲れに対しては即効性があるように思います。

## 寝つきが良くなり、睡眠の質もアップ！

プランセンタ療法を行うと、寝つきが良くなった、よく眠れるようになったという声は本当によくあります。

現代人は睡眠の問題を抱えている人がとても多いです。ひとつは自律神経のバランスです。自律神経には交感神経と副交感神経があり、交感神経は起きて活動しているとき、興奮しているときに優位になり、副交感神経は夜寝ているとき、リラックスしているときに優位になります。

ところが忙しすぎたり、ストレスが強いと交感神経優位が続き、眠れないということが起こります。これが続くと不眠症になります。

プラセンタは自律神経を調節してくれる作用がありますが、これが睡眠の質をアップし、不眠に効果をもたらすと考えられます。

## 「産後うつ」にも効果アリ

「産後うつ」は近年、注目がある症状です。産後、気分が落ち込んだり、やる気が起きなくなる状態が2週間以上続くもので出産経験のある女性のうち5～10人に一人が産後うつを経験していといわれます。

産後うつになる原因ははっきりとはわかっていませんが、ホルモンバランスの変化や、生活環境の変化によるものなどが考えられます。

プラセンタはこうした産後うつにも有効であると考えられます。

なお、プラセンタは乳汁分泌不全の治療薬として認可されており、授乳中にも注射をすることができます。

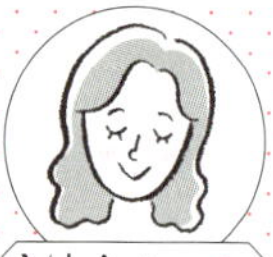

Yoko's story 2.

# プラセンタがなぜメンタルにいい作用を及ぼすのか

当院にいらっしゃる患者さんの症状はパニック障害などの不安性障害、双極性障害（躁うつ病）、統合失調症、発達障害などさまざまですが、やはりうつ病や不安性障害の人が多いです。

また更年期のイライラ、だるさを訴えて受診される方もいます。

治療としては薬物療法や精神療法が主体となりますが、プラセンタを併用することで非常にいい効果が得られるのです。

まずプラセンタは疲れを取り除き、自律神経やホルモンのバランスを調整してくれます。また食欲を増加させてくれる作用もあります。メンタルなことが理由で食欲が落ちてしまった人に対して、食欲を上げるのはなかなか難しいことです。また薬によっては食欲がなくなったり、逆に食欲が出すぎてしまうこともあります。

その点、プラセンタは自然な形で食欲を出し、薬の弱点を補ってくれるので、処方する側としてもとても使いやすく、頼りになる存在です。

最初は精神科の薬とプラセンタを併用していた人が、いつの間にか薬は不要になって、プラセンタだけを続けているということもあります。

男性の患者さんで、うつ病で長く仕事ができなかった人がいます。その人は遠方から来られていたのですが、月に数度、細々とプラセンタ注射に通ってきました。ところがいつの間にか仕事が見つかり働きに行くようになったのです。この「いつの間にか外に出られるようになっていた」「いつの間にか仕事ができていた」ということは本当に多いですね。

もちろん、この方もそうですが、みなさん、ほかの治療もしているので、プラセンタの効果だけとはいえません。でもプラセンタを続けている人は、総じて良い結果が出てきていると思います。

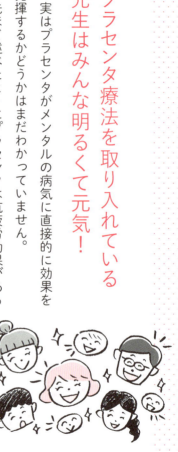

# プラセンタ療法を取り入れている先生はみんな明るくて元気！

実はプラセンタがメンタルの病気に直接的に効果を発揮するかどうかはまだわかっていません。

先ほど述べたようにプラセンタは抗疲労効果があるし、自律神経、ホルモンの調節作用、血行促進作用、抗ストレス作用などがあります。心と体は密接につながっていますから、こうした作用がメンタルにいい影響を及ぼすのではないでしょうか。

例えばパニック障害やうつ病の人に対してはやる気を起こさせるというよりも、もやもや、不安を解消する方向に働いてくれる気がします。

学会（日本胎盤臨床医学会）に行っても、みなさん、ホントに明るいんです。暗い顔をしている方はお見かけしません。

## 引っ込み思案の私の世界が一気に広がった理由

私自身、プラセンタをずっと続けて来て、日々、その効果を実感しています。まず10年前の開業時よりも今の方がはるかに元気です。忙しさでいったら今の方がよほど忙しいのにもかかわらずです。

それから自分でもびっくりするぐらい社交的というか、行動的になりました。東京に出て来て勤務医をしていた頃は、子どもが小さかったせいもあって、仕事と家の往復で1日が終わって、人付き合いもほとんどありませんでした。ほんのたまにママ友達と飲み会に行くぐらい。

今は子どもが大きくなったせいもあるのですが、横のつながりが広がり、以前とは比較にならないぐらい、人と関わることが増えました。

また胎盤臨床医学会に所属したことも大きなことです。私は以前、ほかの学会には所属していても、発表した経験は限られたものでした。

それが開業して胎盤臨床医学会に入ると、発表をせざるを得ないことになって……。すっかり引っ込み思案になっていた私には自信もなく、もう怖くて仕方がなかったのですが、清水の舞台から飛び降りる覚悟でやってみることにしました。パワーポイントの使い方もわからなかったので、子どもに教えてもらって（笑）。仕事をしながらですから、本当に大変で、つらくて夜な夜な泣きながら書き上げました。

発表当日は舞い上がってしまいましたが何とかこなすことができました。終わってみると達成感でいっぱいで、ほかのドクターにも過大なぐらいにほめていただいて、「やってよかったな」と心から思えました。

## 人生は楽しむためにある！

仕事以外でも趣味や活動の幅がグンと広がりました。133ページで趣味の阿波踊りの話をしていますが、それ以外にも歌舞伎を観たり、クラシックコンサートに出かけたり、ホットヨガをしたり、食べ歩きに出かけたりと、以前の私では考えられないほど行動的になっています。

かつての私は失敗を恐れて縮こまるタイプでした。「私はこれが苦手」「これは無理」と決めつけていたことがいっぱいあって、「うまくいかなかったら恥ずかしいからやめておこう」と考えるタイプでした。

でも今は「失敗は成功の元」と割り切れるようになりました。興味を引くこと、どうしても気になることがあったらチャレンジしようと思えるのです。

そして、最近は毎年何かひとつチャレンジをすることにしています。一昨年は本を出版しました。昨年は初めて海外への一人旅に出かけました。今年は英会話に力を入れています。いつの日か、外国人の患者を英語で診療できるようになるのを夢見ています。大胆不敵すぎて何年かかるかわかりませんが、がんばってみたいと思います。

column

# 容子先生 beauty tips

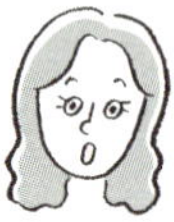

## 食事 たんぱく質をしっかり摂ることを心がけています

お肉なら1回にランプ肉などの赤身を150グラムぐらい。たんぱく質は「幸せホルモン」であるセロトニンの材料ですから、メンタルを安定させるためにも非常に大事です。しかし、それだけでは足りないのでプロテインも飲んでいます。

生野菜も欠かせません。千春先生と同じで酵素を摂るためです。

それから炭水化物を摂りすぎないよう気を付けています。現代人はやはり糖質の摂りすぎの傾向にあります。糖質を摂りすぎると血糖値の乱高下を招き、血管に負担をかけるだけでなく、イライラしたりだるくなったりとメンタルにも悪影響。老化も促進させてしまいます。だから忙しいからといってパンやおにぎりやお菓子で済ます……というのはなるべく避けることが大事です。

といいながら、私もランチにはついつい好物のラーメンを食べてしまったり（笑）。時にはおいしい物を食べて心を満たすのも大事ですね。

## お風呂でセルフエステ

お風呂に入るときは、粗塩を両手いっぱいほど入れて、半分ほどフタをしてスチーム風呂にして入っています。さらにアルガンオイルを入れます。15分ほどつかると汗をたっぷりかいて、疲れがすっかり取れますね。

出た後は全身に保湿ローションを塗りますが、プラセンタを続けていると、肌の調子はいつも良好なので、あまりあれこれ塗る必要がないです。

column

## 阿波踊り

私の趣味のひとつに「阿波踊り」があります。神楽坂近隣の医療関係者でつくられている「新宿白衣連」という連に所属していて、年に1度のお祭りで披露しています。

きっかけは、5年ほど前に同じ神楽坂のクリニックの先生に誘われたこと。最初は「絶対に無理!!」と思いました。阿波踊りなんて、それまでやったこともなかったし、それに加えて法被は足が思いっきり出るもの。それを見て「私は足が太いのに、あんなに出すなんてありえない!」とますます腰が引けました（笑）。

それなのに妙に気になって、ひそかに神楽坂まつりの阿波踊りを見てみたんです。そうしたらすごく楽しそうで、熱気があって、みなさん輝いているんです。もうそれを見て胸が熱くなり……、思い切ってやってみることにしました。

いざやってみると、阿波踊りって予想を上回るハードなものなのですね。男踊りは腰を落として上下に二拍子を刻みながら前進しないといけないので、ずっとスクワットをしているようなものです。終わると汗がびっしょり。相当な運動量です。初年度は楽しむどころか、本当に苦しくて必死の形相で踊っていました（笑）。

2年目からは「笑顔で踊ること」、3年目は「上手に踊ること」と、毎年自分に課題を課していきました。今ではリラックスして楽しく踊ることができています。最初は恥ずかしくて患者さんにも秘密にしていたのですが、今では堂々と「出るから見てね！」といえるようになりました。

とはいえ練習はとても大変。まず時間をひねり出すことが大問題です。本番が7月なので5月頃から練習が始まるのですが、その間はもう必死。仕事が終わってから駆けつけるのですが、練習が終わるとヘトヘト。

でもこれがとてもいいストレス解消になるのですね。嫌なことがあっても

column

スッキリ忘れてしまえるのです。そして、うれしいことに太かった下半身も締まってきたのです。時には脚をほめられることもあり、自分でもびっくりしています。

身体を動かすことはメンタルにもいい影響を及ぼすのです。特に「拍子のあるリズム運動」というのはセロトニンを増やすといわれており、メンタルを強化させてくれますね。

それも含めて阿波踊りは私の人生の一部になっています。

chapter 5

# こんな症状や病気にもプラセンタが役立つ！

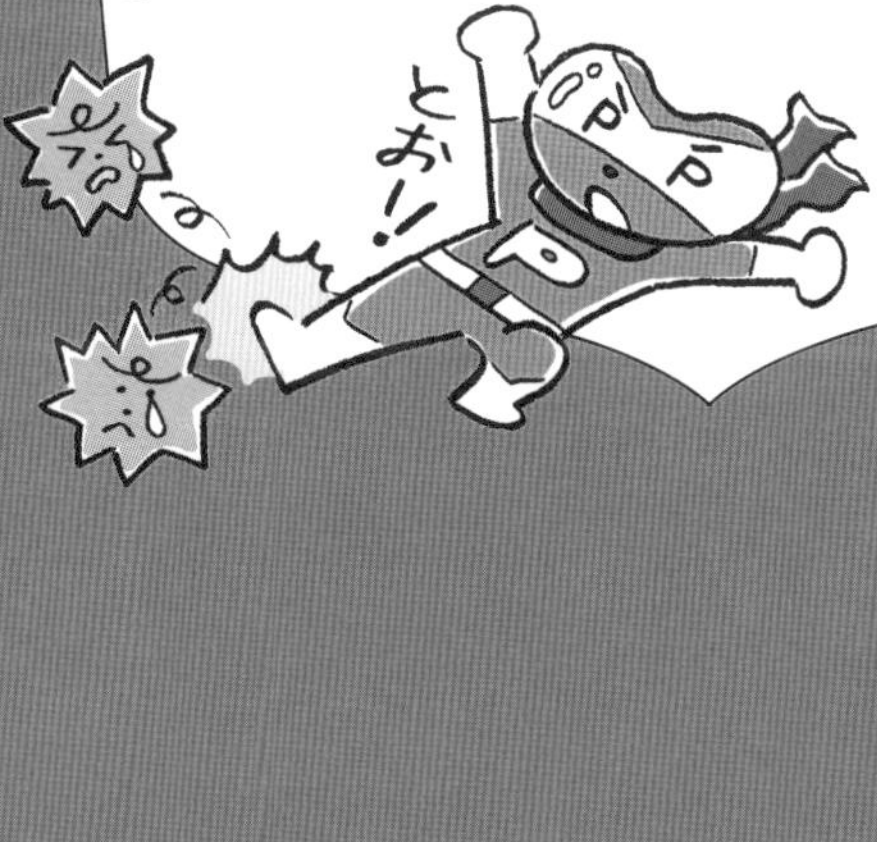

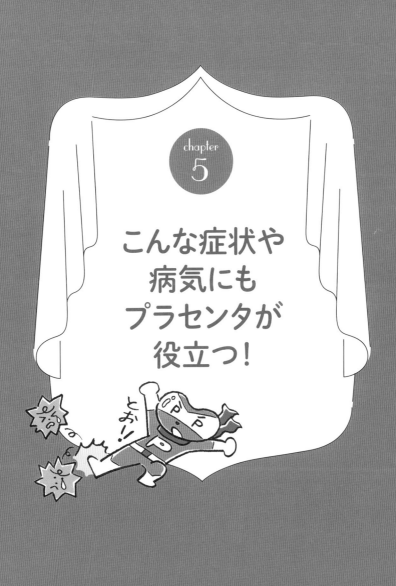

## 肩こり、腰痛◆「いつの間にか治っていた」という声多数

肩こりや腰痛など、こりや痛みのある部分では筋肉がこわばって血流が悪くなっています。

プラセンタは血行を促進させる作用があるため、こりを自然にほぐしてくれます。

さらに腰痛や四十肩・五十肩が起こっている部位では炎症が起きています。これに対してもプラセンタの持つ抗炎症作用が炎症を徐々に抑え、痛みを取り除いてくれます。

ほかの目的でプラセンタ療法を始めた人が、「気が付いたら肩こりがすっかり取れていた」ということも多いです。

このほか関節痛、膝の痛みにもプラセンタはいい効果をもたらしてくれます。

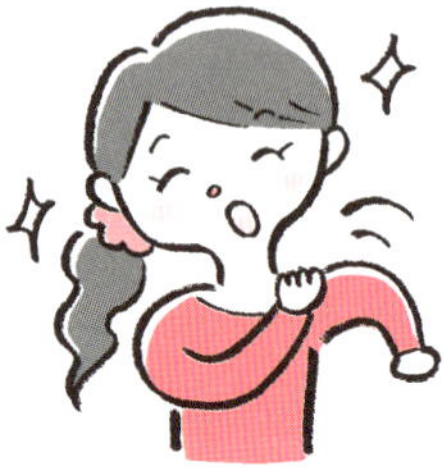

## アトピー性皮膚炎◆
# 症状を改善するだけでなく、薬の副作用を抑える効果も

慢性の皮膚炎であるアトピー性皮膚炎。完治がなかなか難しく、重症化することもあります。

かつてはアトピー性皮膚炎といえば子どもの病気とされ、大人になると治ることが多かったのですが、近年では成人になってから発病する「大人アトピー」が増えています。

アトピー性皮膚炎は薬物治療することが一般的ですが、プラセンタ療法も効果を発揮します。プラセンタの免疫調整作用、抗炎症作用、保湿作用などが複合的に効果を発揮すると考えられます。

アトピー性皮膚炎は、増悪・寛解を繰り返す、かゆみの強い疾患ですが、プラセンタは抗炎症作用でかゆみなどの炎症を抑えてくれる働きが

あります。

　またプラセンタは皮膚の水分量を上げて保湿力をアップさせますから、アトピー性皮膚炎の乾燥を和らげてくれます。薬物療法との併用で、いい効果が期待できます。

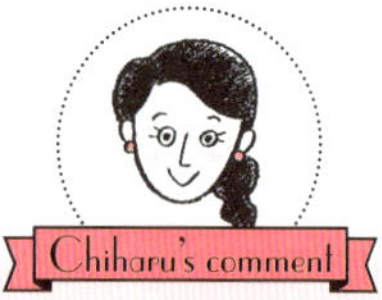


アトピー性皮膚炎は、増悪と寛解を繰り返すかゆみのある湿疹を主体とし、多くの場合、慢性に経過します。
　アトピー性皮膚炎の治療の目標は、症状がないか、あっても軽症で日常生活に支障がなく、薬物療法もあまり必要としない状態でこれを維持することです。このためにはもちろんその病態に基づいた❶薬物療法❷外用療法・スキンケア❸悪性化因子の検索と対策が基本になります。
　しかし、既存の治療で効果が不十分、または、副作用によりこれらの治療効果が滞った場合、プラセンタ注射の併用が改善の一助となることがあります。

いずれにしてもアトピー性皮膚炎の治療には十分な治療時間をかけて説明し、指導するように心がけています。

## ぜんそく、花粉症、アレルギー◆さまざまな作用でアレルギーを改善

プラセンタ療法によってアトピー性皮膚炎だけでなく、気管支ぜんそく、アレルギー性鼻炎、花粉症などのアレルギーが改善するという例が報告されています。

人の身体には恒常性を保とうとする作用があり、アレルギー反応や炎症が起こったとき、これを正常な状態に戻そうとします。プラセンタは

この作用の後押しをしてくれると考えられます。

またアトピー性皮膚炎と同様、プラセンタの持つ免疫調整作用、抗炎症作用、保湿作用などがアレルギーを抑制し、改善に導くと思われます。

## 肝臓を元気にしてくれる

肝臓は人間の体の中で実にさまざまな仕事をしています。有害物質の解毒・分解、栄養素の代謝、胆汁の合成・分泌などなど。

ところがウイルスに感染して炎症が起きたり、お酒の飲みすぎで肝臓に負担がかかると、肝機能が低下し、そのままの状態が続くと病気になってしまいかねません。

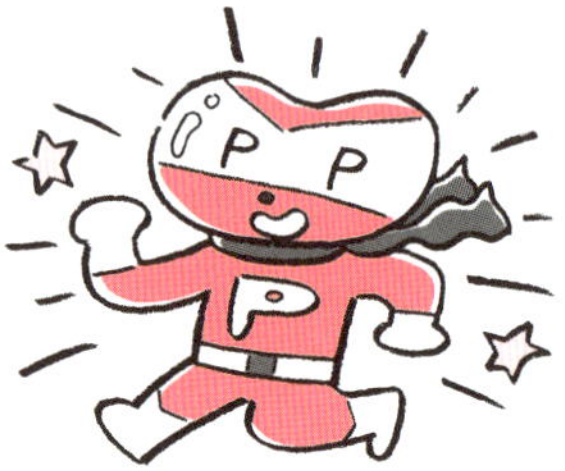

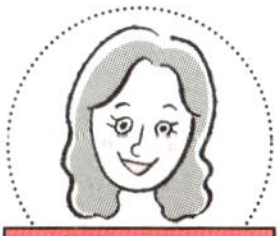

Yoko's comment

「プラセンタを飲むと二日酔いにならない」「いつもより量が飲める」という話はとてもよく聞きます。肝機能を向上させてくれるからでしょう。だからといって飲みすぎないでくださいね（笑）。

## 動脈硬化の予防

動脈硬化は、血管の内部にコレステロールが付着して、血管が固くなったり、厚くなったりして、血液の流れが悪くなった状態です。

進行すると、脳梗塞、心筋梗塞、くも膜下出血、狭心症など、重大な症状を引き起こしかねません。動脈硬化を防ぐためには食事や運動など、日ごろからの心がけが大事ですが、うれしいことにプラセンタにも動脈硬化を予防したり改善する作用があることがわかっています。

動脈硬化はコレステロールが活性酸素によって酸化することで起こるとされていますが、プラセンタには活性酸素の過剰発生を抑える作用があります。

また動脈硬化には女性ホルモンのエストロゲンが関わっています。エストロゲンは、血管の弾力性を保つ働きをしていますが、更年期以降の女性はエストロゲンが減少し、動脈硬化のリスクが高くなってしまいます。

プラセンタにはホルモン調節作用もあるため、この方面からの動脈硬化の予防も期待できます。

## 歯科治療◆歯周病や口腔内の症状を改善させる

プラセンタは歯科治療にも取り入れられています。

プラセンタは口腔内の炎症を鎮静化する抗炎症作用があり、口腔内の環境を整える効果があります。

このため、歯周病や口内炎、歯肉炎などにもよい効果をもたらせてくれるのです。

またプラセンタを使うと、歯肉を切開したあとの治りが早いこともわかっています。

## 眼科◆「目が良くなる」という報告も

眼科においてもプラセンタは取り入れられています。

プラセンタ療法を行うことによって、眼精疲労、アレルギー性結膜炎、白内障、角膜炎などに効果が期待できます。

またプラセンタ療法を行っている人からは「視力が良くなった」「老眼になりにくい」という声も上がっているようです。

プラセンタは「目のアンチエイジング」にもいい作用をもたらしてくれるようです。

「もっといろいろ知りたい」

「ここがちょっと心配」に答えます!

# プラセンタ Q&A

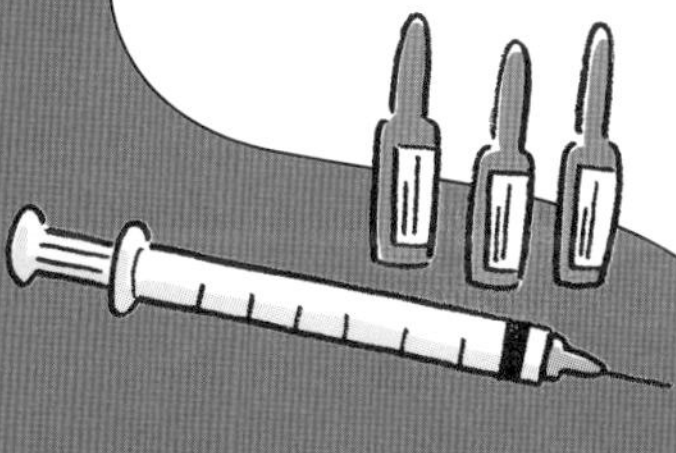

Question

## プラセンタはさまざまな症状に効果があるとのことですが、プラセンタ療法だけで病気が治せますか？

Answer

どんな症状に対してもそうですが、「この薬さえ飲んでいれば大丈夫」という考え方はちょっと危険です。

プラセンタについても同じです。プラセンタを主軸にしながらも、ほかの薬を組み合わせたり、あるいはほかの療法を行いつつ、補助的にプラセンタを用いるなどの必要性があります。

「プラセンタさえやっていれば大丈夫」と過信するのではなく、広い視野で症状を改善させていくことが重要です。

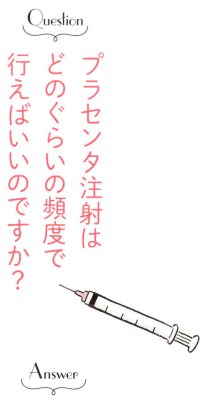

Question

# プラセンタ注射はどのぐらいの頻度で行えばいいのですか？

Answer

美容的な効果を期待するのであれば、週に1度、2アンプルから始めるのがいいように思います。その後は症状やニーズに合わせて回数やアンプルの本数を増やすのがお勧めです。最大6アンプルぐらいまで増やすことができます。

Question

プラセンタ注射を行うと
献血ができなくなる
とのことですが、
これはプラセンタによって
ウイルスや感染症に
かかる可能性がある
ということでしょうか？

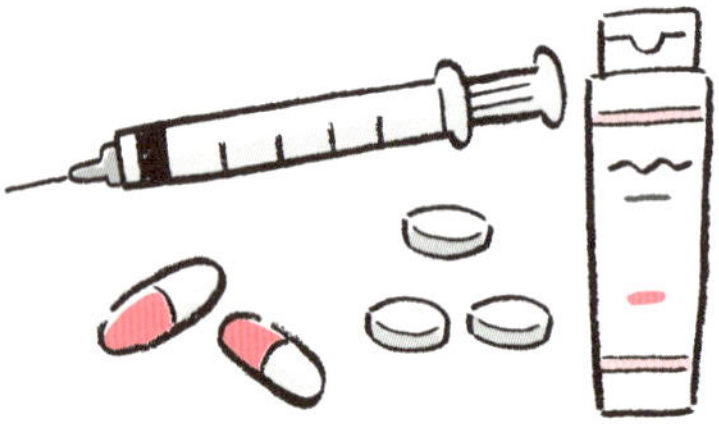

## Answer

42ページでも述べた通り、現時点では、プラセンタ注射によって、変異型クロイツフェルトヤコブ病（ヒト型の狂牛病）に感染するリスクが0%とはいえないからです。もし感染した方が献血すると、その血液によって輸血を受ける多くの方へ感染を広める危険性があるとの日本赤十字社による配慮からです。

しかし一方で、変異型クロイツフェルトヤコブ病は、プリオンという特殊なタンパク質によって起こるとされるため、酸による加水分解でプラセンタ中のタンパク質をアミノ酸に分解し、そして最終滅菌（121℃ 30分間）するなど、感染に対する万全な安全対策が講じられています。

また、変異型クロイツフェルトヤコブ病にかかる危険性は、日本で普通に生活していれば1億人に0.1～0.9人であり、このことと、狂牛病が流行った時期に流行った地域への海外渡航歴がないことを確認し、肝炎やエイズなどのウイルス感染のないことが証明されている、国内の満期正常分娩した女性の胎盤を使用していることを踏まえると、まずほとんどゼロに近いとはいえると考えられています。

プラセンタを使用した人とのvCJDの発生は報告されていませんが、現在の科学では輸血時に検査することが不可能です。このためプラセンタを注射した人は予防的に当面の間、献血が不可となっています。検査法が見つかればまた変わってくると思われますが、プラセンタ療法を受ける場合は、この点についても慎重に判断する必要があるといえるでしょう。

献血の件についてはプラセンタ療法を受ける際に、医師から説明があるはずです。

Question

# ほかの薬と併用できますか？

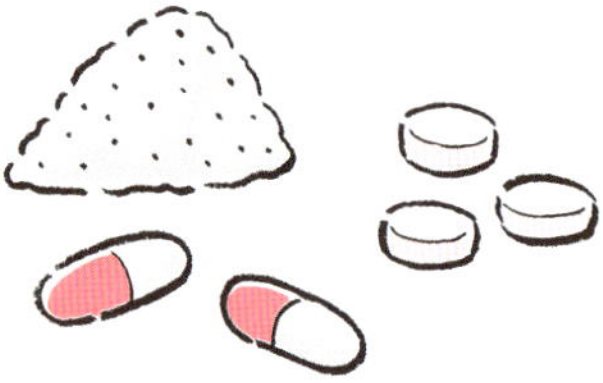

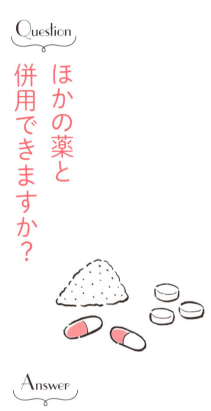

Answer

プラセンタとほかの薬の併用についてはほとんど問題がないと思われます。インターフェロンや抗がん剤との併用も行われていますが、プラセンタがこれらの薬の副作用を抑えるという声もあるようです。

プラセンタで
ここまで改善した!

# 症例集

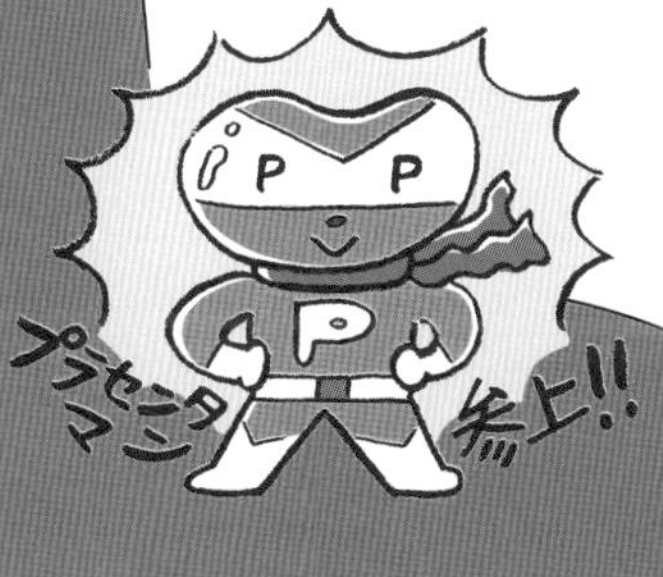

| 症例 | 美白・美肌 | 年齢・性別 | 50代／女性 |
|---|---|---|---|

シミ、たるみ、肌の赤みが気になるとのことでフォトフェイシャル（BBL、ルメッカ）の治療を行うとともに、プラセンタ注射を追加しました。シミ、シワ、たるみ、赤みが著しく改善し、色白になられました。見た目が5歳から10歳も若返った印象です。

千春皮フ科クリニック　埼玉県さいたま市

| 症例 | アトピー性皮膚炎 | 年齢・性別 | 20代／女性 |
|---|---|---|---|

顔などにアトピーが出ており、通常のアトピーの治療（ステロイド、保湿剤ほか）をしばらく続けてきましたが、なかなか改善しないため、プラセンタを併用。その結果、2か月で発疹が少なくなり、肌の赤みも和らぎました。

千春皮フ科クリニック　埼玉県さいたま市

| 症例 | アトピー性皮膚炎 | 年齢・性別 | 40代／女性 |
|---|---|---|---|

アトピー性皮膚炎で当初はステロイドを使った一般治療を行っていましたが、途中からプラセンタ療法を追加しました。2か月ほどで、かゆみや発疹が大幅に改善しました。また肌の色も白くなって大変喜ばれています。

千春皮フ科クリニック　埼玉県さいたま市

| 症例 | 片頭痛 | 年齢・性別 | 54歳／女性 |
|---|---|---|---|

産後25年来、吐き気や嘔吐をともなう頭痛に悩まされてきたそうです。頭痛は月に数回起こり、発症すると、その後は数日動けないといいます。

片頭痛と診断がつき、プラセンタのツボ注射を実施したところ、約1か月後には吐き気、嘔吐をともなう頭痛が軽くなりました。その後、1年半後からは3か月間も頭痛がない状態が継続しています。

吉祥寺中医クリニック　東京都武蔵野市

| 症例 | 不安障害、<br>更年期障害 | 年齢・性別 | 49歳／女性 |
|---|---|---|---|

もともと子宮内膜症、腺筋症の既往があり、その治療後に生理が止まり、ホットフラッシュ、異常な発汗が起こるようになったといいます。また寝つきが悪く、寝てもすぐに起きてしまう、空腹は感じるが食べ物がのどを通らない、不安が強く気分の浮き沈みが激しいなどの訴えがありました。そこで更年期障害の治療としてプラセンタ療法を開始。同時に漢方薬も併用して服用しました。

すると約2か月間でホットフラッシュ、睡眠障害、不安・緊張が大幅に解消。それまで服用していた睡眠導入剤も不要となりました。

その後、本人の希望で漢方薬を中止し、プラセンタ注射だけにしましたが、症状は出ていません。

神楽坂ストレスクリニック　東京都新宿区

| 症例 | 更年期障害 | 年齢・性別 | 57歳／女性 |
|---|---|---|---|

のぼせ、冷や汗、不眠、うつ症状を訴えて来院。症状が強く、仕事も休職中とのことでした。ボセルモンデポー（更年期障害の治療薬）でうつ症状以外は改善しました。その後、ホルモン補充療法に変え、さらにその2か月後にプラセンタ注射を開始したところ、約2か月後には仕事が可能になるまでに回復しました。現在は、ホルモン療法は中止し、プラセンタだけになっています。

きたのはら女性クリニック　宮城県仙台市

| 症例 | ストレス障害、PMS | 年齢・性別 | 40歳／女性 |
|---|---|---|---|

ストレス障害とPMS（月経前症候群）による情緒不安定のため、突然泣き出したり怒り出したりと、感情のコントロールができにくい状態でした。プラセンタは注射に抵抗があるとのことで、サプリメントによる治療を開始。すると18日後に「劇的に調子がいい」との報告がありました。心が軽くなって、夫からは人が変わったようだといわれたとのこと。その後もサプリメントだけで落ち着いているそうです。

鶴巻メンタルクリニック　神奈川県秦野市

| 症例 | 統合失調感情障害 | 年齢・性別 | 54歳／女性 |
|---|---|---|---|

40歳のときにうつ病と診断され、ずっと治療を続けてきましたが、奇行が出たり意味不明のことをいったりするようになり、入院。その後も不眠や強い不安を訴え、時には興奮状態となり、入退院を繰り返したのち、入院先の主治医に勧められて転院しました。

疲れやすく、日常生活において一つの行動をするだけで非常にエネルギーを消費し、疲れてしまうため、家に引きこもりの状態ということでした。

当初は通常の治療を行うも、なかなか改善せず、プラセンタ（メルスモン）療法を併用。すると不安感や疲れやすさが徐々に解消していきました。2か月ほどすると、外出ができるようになり、「1万歩、歩けました」「煮物を作りました」などと笑顔で報告してくれるようになりました。

神楽坂ストレスクリニック　東京都新宿区

| 症例 | メニエール病の<br>耳鳴り、難聴、めまい | 年齢・性別 | 58歳／男性 |
|---|---|---|---|

左耳の耳鳴り、難聴、めまいの症状があり、受診したところメニエール病と診断されました。しかし、治療したものの症状は変わらず、「治りません。長く付き合ってください」と宣告されました。転院して、プラセンタ療法＋交流磁気治療を開始したところ、1か月を経過すると耳鳴りが徐々に軽減し、ふらつき感も軽くなり、2か月後の検査では聴力が正常域にまで回復しました。自覚症状もすべて顕著に改善し、その後、再発もなく調子よく経過しています。

きたにし耳鼻咽喉科　大阪府守口市

| 症例 | 眼精疲労 | 年齢・性別 | 50代／女性 |
|---|---|---|---|

長時間パソコンに向かう仕事をしており、眼鏡は問題ありませんが慢性的な眼精疲労、首・肩こり、背中の痛みに悩んでいました。眼精疲労に有効な部位にトリガーポイント*注射を行うと、症状が著しく改善。同時にイライラもなくなり、非常にいい状態を維持しています。

かごしま眼科　東京都青梅市

*トリガーポイント：指で押して患者が痛みや気持ちよさを感じるポイント

| 症例 | 帯状疱疹後神経痛 | 年齢・性別 | 71歳／女性 |
| --- | --- | --- | --- |

帯状疱疹によって神経痛が残り、他院で1年間治療をしたが、痛みが消えなかったそうです。そこで転院してプラセンタ治療を開始。当初は皮下注射を行ったが、1か月を経過しても変化がなく、ツボ注射に切り替えました。すると3週間後に「痛みが軽くなり、痛みの出る間隔が開いてきた」との報告。3か月後には痛みを数値化した場合、「当初の痛みを10としたら3」という程度に改善しています。

吉祥寺中医クリニック　東京都武蔵野市

| 症例 | 肝硬変 | 年齢・性別 | 79歳／女性 |
| --- | --- | --- | --- |

肝硬変と食道静脈瘤と診断。翌年には腰椎の圧迫骨折後、車椅子での生活となりますが、その後さらに症状が悪化し、入退院を繰り返して寝たきり状態になってしまったそうです。

転院して、通常の肝硬変の治療とともにプラセンタ療法を開始。すると、みるみる肝臓の状態が改善し、車椅子や寝たきりの状態だったのが、本人の希望でリハビリが行える状態にまでになっています。身体の震えもあったのですが、それもなくなり、生活の質が大幅に改善されたと喜んでおられます。

統合医療センター・クリニックぎのわん　沖縄県宜野湾市

| 症例 | 椎間板ヘルニア、花粉症 | 年齢・性別 | 70代／女性 |
|---|---|---|---|

腰が痛くて仕事にも支障があるとのこと。さまざまな治療法を試したが効果がなく、プラセンタ療法に行きついたそうです。

プラセンタのツボ注射を開始したが3か月は変化がなかったそうです。ところが3か月を過ぎたころからどんどん改善。半年も経過すると、右側は嘘のようにまったく痛みを感じなくなったそうです。

また椎間板ヘルニアだけでなく、花粉症も改善。また果物アレルギーがあったが、モモもナシもサクランボも食べられるようになったそうです。また膝も痛くて熱っぽかったのがプラセンタで改善されたといいます。

響きの杜クリニック　北海道札幌市

| 症例 | 抜歯後の回復❶ | 年齢・性別 | 71歳／男性 |
| --- | --- | --- | --- |

抜歯後にプラセンタジェル*を塗布したところ、1週間後に目覚ましく回復したそうです。

熊倉歯科　東京都新宿区

| 症例 | 抜歯後の回復❷ | 年齢・性別 | 77歳／男性 |
| --- | --- | --- | --- |

ヘビースモーカーの男性です。抜歯後に義歯にプラセンタジェルを塗布して装着。3本を抜歯したところ、1週間後には非常によく回復。その後別の歯を抜歯。プラセンタジェル*を使わなかったところ、多少回復が遅いように思われたそうです。

熊倉歯科　東京都新宿区

*プラセンタジェル　熊倉正和院長が開発した口腔ケア用のジェル。ドライマウスや歯周病の予防、抜歯後のケア、インプラント手術前の体調管理などに利用される

| 症例 | ペットの肝機能障害 | 年齢・性別 | トイプードル<br>8歳／メス |
|---|---|---|---|

以前に自己免疫性溶血性貧血の治療をしており、その結果として肝臓が悪化、黄疸の症状も出始めて、元気がなくなってしまったそうです。

肝臓の健康状態を表す数値（ALT、ALP、T-Bil）も大幅に基準値を超えており、よくない状態でした。

ペット用のプラセンタサプリである「マーベラスピュアSPFプラセンタ」を食事に混ぜて投与。同時に人用の肝臓の薬（スパカール）を併用（1錠を四等分して1日10ミリグラムを使用）。

治療を開始して4日目に早くも効果が表れ。4か月後にはALT、ALP、T-Bilのいずれの数値も正常値に。黄疸の症状は消え、すっかり元気になったそうです。また毛づやもよくなったといいます。

渡邊動物病院　東京都立川市

※掲載した症例は「医師たちが選んだプラセンタ療法」（現代書林）、「日本胎盤臨床医学会 研究要覧」第3号・第8号・第16号・第18号より抜粋。

# 美と健康のプラセンタ～あとがきにかえて

平成が終わり、次の時代へ移りゆく変革のときを迎えています。
気たるべき時代がどんな時代になっていくのか、読者のみなさまも期待と不安が交錯する思いを持たれていることでしょう。

2020年に日本では女性の50％以上が50歳以上となり、今後は「超高齢化」と「少子化」が同時に進行すると予想されています。
WHOが2000年に「健康寿命」を提唱して以来、寿命を伸ばすだけでなく、いかにしてその生活を健康的なものにするか、ということに関心が高まってきました。

一方で、医療費は膨張を続け、国家財政を圧迫。社会保障の破たんが不安視されています。

もはや個人の生活問題にとどまらず、全国規模で「予防医療」を推し進め、医療費を軽減することがますます重要となっていくでしょう。

人が感じる健康度の改善や審美の満足度の向上は、その人の幸福感と相関関係があるといわれています。

そして、その傾向は程度の差はありますが、高齢者になるほど強くなることが想像されます。

つまり、歳を重ねるほどに、いっそう内面および外面の健康、美を獲得するために、自分自身で働きかけること必要とされてくるのです。

プラセンタ医療は予防、治療の両面において多様な疾患に有効であり、副作用が軽微であり、なおかつ比較的安価で誰もが恩恵を享受しやすい治療法のひとつです。

幸福な社会のベースとなる予防医療、体と心の健康長寿の実現、そのためにプラセンタが果たすべき役割はますます大きくなると期待するところです。

私たちは今後も、日本胎盤臨床医学会とともに、プラセンタ療法についてさらなる研鑽を積み、患者さんにより有益な治療情報を提供できるよう、ますます励んでいく所存です。

本書をお読みいただき、まことにありがとうございました。

神楽坂ストレスクリニック院長　上田容子
千春皮フ科クリニック院長　渡邊千春

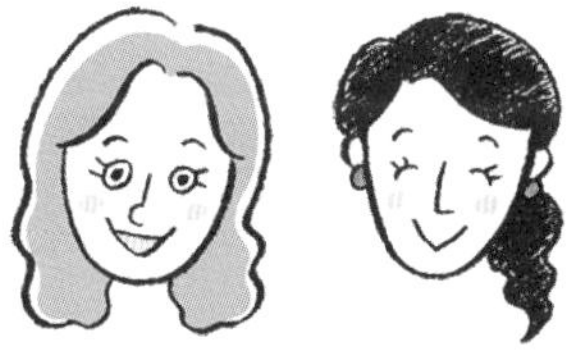

# 女医《じょい》たちがすすめる
# 心《こころ》とカラダを整《ととの》えるプラセンタ


2019年4月17日　初版第1刷

著　者 ――― 上田容子《うえだようこ》・渡邊千春《わたなべちはる》
発行者 ――― 坂本桂一
発行所 ――― 現代書林
〒162-0053　東京都新宿区原町3-61 桂ビル
**TEL** 代表 03(3205)8384
**振替** 00140-7-42905
http://www.gendaishorin.co.jp/

ブックデザイン ―― 望月昭秀＋片桐凜子(NILSON)
本文イラスト ―― 村田エリー

印刷・製本 シナノパブリッシングプレス(株)
乱丁・落丁本はお取り替えいたします。
定価はカバーに
表示してあります。





ISBN978-4-7745-1750-6 C0047